Ana Maria Lajusticia Bergasa • Die erstaunliche Wirkung von Magnesium

Ana Maria Lajusticia Bergasa

Die erstaunliche Wirkung von Magnesium

Über die Bedeutung von Magnesium und Probleme bei Magnesiummangel

ENNSTHALER VERLAG STEYR

Spanische Originalausgabe „El Magnesio“
1989 bei Plaza & Janes, S.A., Esplugues de Llobregat (Barcelona)
Spanische Neuauflage „El Magnesio – clave para la salud“
2001 bei Editorial EDAF, S.A., Madrid

Ins Deutsche übertragen von Irene del Valle

www.ennsthaler.at

ISBN 978-3-85068-324-1

10. Auflage 2014

Ana Maria Lajusticia Bergasa · Die erstaunliche Wirkung von Magnesium

Ennsthaler Gesellschaft m.b.H. & Co KG, 4400 Steyr, Österreich
Satz: House of Media, Ganglmayer KEG
Umschlaggestaltung: Ennsthaler Verlag, Steyr
Druck & Bindung: Těšínská Tiskárna, Český Těšín

FSC www.fsc.org MIX Papier aus verantwortungsvollen Quellen FSC® C005833

Inhaltsverzeichnis

An den Leser ... 7

Magnesium und der menschliche Organismus ... 8

Magnesium und Arthrose ... 15

Das Magnesium in den Gesteinen und im Ackerboden ... 22

Die Erdkruste – Gesteinsarten ... 24

Einteilung der Gesteine nach ihrer Entstehung ... 31

- Mineralogische Beschaffenheit der Magmen ... 31
- Sedimentgesteine ... 34
- Metamorphe Gesteine ... 35

Böden mit hohem Magnesiumgehalt ... 35

Weitere Gründe für den Rückgang des Magnesiumgehalts in der modernen Ernährung ... 40

Magnesiumgleichgewicht und seine im letzten Jahrhundert vom Menschen hervorgerufene Störung ... 40

Die Rolle des Magnesiums im Organismus der Lebewesen ... 43

Die Proteinsynthese ... 44

Magnesiumgehalt des Blutes – Probleme bei akutem Magnesiummangel ... 48

Menge und Verteilung des Magnesiums im menschlichen Körper ... 48

Physiologische Wirkung des Magnesiumions ... 49

Magnesium und Kalzium ... 50

Magnesium und Kalium ... 51

Schwangerschaft und Magnesiummangel bei Kindern ... 52

Magnesium und Nieren – Überversorgung mit Magnesium ... 53

Nahrungsmittel mit hohem Magnesiumgehalt ... 54

Orale Behandlung mit Magnesium 54
Bäder mit Meersalz 55
Noch einmal: Magnesium und Arthrose 56
Magnesium und Arteriosklerose 62
Magnesium und kardiovaskuläres System 65
Magnesium und Bluthochdruck 66
Magnesium und Thrombose 66
Magnesium und Koronar- und Zerebralspasmen – Infarkt und Gehirnschlag 67
Magnesium und Diabetes 68
Magnesium und Nierensteine 70
Magnesium und harntreibende Mittel 72
Verdauungssystem und Magnesiummangel 72
Magnesiummangel und Infektionsanfälligkeit 73
Magnesium und der Organismus der Frau 74
Magnesium und Allergien 76
Magnesium und Krebs 76
Faktoren, die Mutationen in der DNS hervorrufen können 87
Faktoren, die die DNS-Stabilität beeinflussen 87
Bildung mutanter Zellen 88
Magnesium, Tumore und Warzen 96
Magnesium und Prostata 97
Magnesium und Blasenentzündung 98
Magnesium in der Viehhaltung 98
Übliche, aber falsche Vorstellungen über das Magnesium 99
Zusammenfassung der Symptome bei Magnesiummangel 102
Sekundäres Magnesiumdefizit 104

An den Leser

An einigen Stellen des Buches treten Wiederholungen auf. Der Grund dafür ist, dass ich bewusst besonderen Nachdruck auf solche Themen gelegt habe, die sich im Laufe meiner Tätigkeit als weitgehend unbekannt herausgestellt haben oder bei denen die meisten Zweifel aufgetaucht sind. Ich bitte diejenigen um Nachsicht, die aufgrund ihrer Kenntnisse oder ihrer raschen Auffassungsgabe ein Buch nur einmal zu lesen brauchen, um seinen Inhalt zu erfassen. Da ich aber keinerlei literarische Ambitionen habe und das hier behandelte Thema für viele ganz neu ist, möchte ich sozusagen wie ein Lehrer Sachverhalte durch Wiederholungen einprägsam machen und die auftretenden Fragen klären.

Ich danke dem Leser für sein Verständnis.

Magnesium und der menschliche Organismus

Nach den neuesten Erkenntnissen der Biochemie und der Molekularbiologie wird die Rolle, die Magnesium in unserem Körper spielt, immer deutlicher. Ich möchte dies im Folgenden kurz skizzieren.

Magnesium wirkt auf das Nervensystem

- bei der Bildung von Neurotransmittern und Neuromodulatoren
- bei der Wiederherstellung des Membranpotentials nach der elektrischen Depolarisation an den Synapsen oder auch Verbindungen der Neuronen
- bei der Aufrechterhaltung des Aktionspotentials

Unser mentales Gleichgewicht hängt vom ordnungsgemäßen Ablauf chemischer Vorgänge im Gehirn ab. Ohne ausreichende Versorgung mit Magnesium können die Neurotransmitter nicht produziert werden, die wir für optimale Funktionsabläufe benötigen. Der Mangel an diesem Element ist einer der Gründe für nicht kompensierten Stress, der sich in Unruhe, Unwohlsein und einer fast beständigen Angst ausdrückt; außerdem in Gereiztheit, grundloser Furcht und Phobien, wie der Angst vor geschlossenen Räumen oder genau dem Gegenteil, der Agoraphobie, d.h. der Angst unter Menschen oder in offenen Räumen zu sein.

Magnesiummangel kann auch ein Zittern in der Augenpartie hervorrufen mit dem Gefühl, dass ein Lid ständig zuckt, oder ein Kribbeln um den Mund. Diese „Ticks" werden ausgeprägter und es tauchen immer neue auf. Man schläft schlecht und wacht fast täglich schon im Morgengrauen auf. Die Träume nehmen zu. Man erwacht mit dem Eindruck, dass man stürzt, begleitet von einem entsprechenden Schrecken; außerdem tritt man um sich oder überstreckt die Arme.

Er äußert sich zuweilen in einem Druck in der Brust, einem Kloß im Hals, in Herzstolpern und Herzrasen. Eine Folge davon sind auch Angstzustände und abgrundtiefe Traurigkeit. Wird ein Elektrokardiogramm gemacht, stellt sich heraus, dass es sich um keine organischen Störungen handelt, sondern um – wie man so sagt – nervöse Herzbeschwerden.

Da die Krämpfe auch die muskuläre Versorgung der Arterien betreffen, spürt man oftmals vor den Herzrhythmusstörungen Schmerzen im Brustbereich ähnlich einer Angina pectoris. Diese Beschwerden kommen zu den übrigen Problemen hinzu. Der Patient geht zum Arzt in der Hoffnung, eine Diagnose der ihn quälenden Krankheit zu erhalten, kehrt dann aber enttäuscht und traurig nach Hause zurück. Es wurde nichts gefunden, was seinen Gesundheitszustand erklären konnte, außer seinen „Nerven".

Es kommt vor, dass Familienangehörige oder Freunde den Betroffenen der Hypochondrie beschuldigen und ihm zu verstehen geben, dass er selbst an seinem Leiden schuld sei, weil er „sich zu sehr mit sich selbst beschäftige". Und sie raten ihm: „Du musst dir selbst helfen, denn du siehst ja, dass der Arzt nichts findet."

Unter diesen Umständen wird das Leben des Menschen, der an Spasmophilie leidet – so die wissenschaftliche Bezeichnung dieser Prozesse – sei es in der Arbeit, sei es in der Familie, sehr belastet. Er wird gemieden, weil er „nicht behandelbar" sei und weil er sich nicht mehr gerne unter die Leute begibt, da er nie genau weiß, wann er sich wieder schlecht fühlen wird.

In enger Verbindung mit diesen Prozessen treten weitere Symptome auf, denn:

Magnesium wirkt auf die Muskelentspannung

Infolgedessen bewirkt sein Defizit Krämpfe in den Beinen oder Füßen und jede Art von Verspannungen im Hals, im Rücken und der Atemmuskulatur, was wiederum Schmerzen und Steifheit verursacht. Es kann außerdem ein beklemmendes Gefühl im Brustbereich auftreten und Schwierigkeiten, ausreichend Luft in die Lungen zu bekommen, worauf oft versucht wird, besonders tief zu atmen, was bei Frauen als Seufzen ausgelegt werden kann.

Kommt es zu Krämpfen im Bereich des Zwerchfells, sind Schluckauf und häufiges Gähnen die Folge. Wenn sie den Darm betreffen, führt dies zum so genannten Reizdarm mit Entleerungsstörungen: manchmal Verstopfung mit hartem Stuhlgang wie Ziegenkot und wenige Tage später Durchfall.

Manchmal können die Krämpfe den Gallengang und die Gallenblase betreffen oder auch die Stimmbänder und man hat den Eindruck, ohne Stimme zu sein oder – wie schon erwähnt – einen Kloß im Hals zu haben. Auch können die Bilder vor den Augen verschwimmen, sich die Buchstaben beim Lesen auf dem Papier auf und nieder bewegen und der Eindruck entstehen, dass Gebäude leicht schwanken. Dies ist die Folge von Krämpfen derjenigen Muskeln, welche die Linse kontrollieren. Französische Ärzte bezeichnen dies als „flou visuel".

Die Krämpfe können praktisch den ganzen Körper befallen und mit dem Verlust des Bewusstseins einhergehen, wie bei der Epilepsie, aber ohne Zungenbiss und Harnverlust. So können diese Personen z.B. in der Kirche ohnmächtig werden.

Der Mangel an Magnesium, verbunden mit Spasmophilie, kann Ohrensausen, Zittern der Hände oder anderer Körperteile ebenso verursachen wie Schwindel, Unsicherheit beim Gehen, Schmerzen in der Wirbelsäule, weiße Finger und vor allem Müdigkeit. Diese Müdigkeit scheint unerklärlich. Oft wacht man morgens auf und ist noch müde. Den Satz: „Ich stehe müder auf, als ich zu Bett gehe", habe ich oftmals gehört. Ebenso kann man ganz plötzlich, trotz eines normalen Lebensrhythmus, körperliche und geistige Erschöpfungszustände erleben. Das Leben scheint dem Betroffenen zu entgleiten und wenn er wieder aus dieser Art tiefem Brunnen hochkommt, treten in der Regel Herzrasen und Extrasystolen auf oder ein Flimmern beim Schließen der Augen.

Die Funktion des Magnesiums ist sehr wichtig für das Nervensystem und die Muskulatur, wie bereits beschrieben, aber wir sind noch nicht am Ende, denn:

Magnesium wirkt auf die Bildung aller Proteine im menschlichen Körper

Was sind Proteine?
Aminosäureketten.

Welche sind die Proteine unseres Organismus?

- Alle Enzyme, die früher „Verdauungsfermente" genannt wurden, wie Pepsin, Trypsin, Lipase, Amylase, Lactase, Saccharase und Maltase, dank derer wir die Nahrungsmittel verdauen. Diese Enzyme sind Moleküle, die die chemischen Reaktionen sehr beschleunigen. Jedes Enzym katalysiert nur eine bestimmte Reaktion und zurzeit sind mehr als tausend Enzyme bekannt.

- Auch die Antikörper sind Proteine, d.h. Moleküle, welche die Giftstoffe der krankheitserregenden Viren und Bakterien neutralisieren. Ebenso die weißen Blutkörperchen, die uns vor Viren und Bakterien schützen, sowie die roten Blutkörperchen, Blutplättchen und viele Proteine im Blut, von denen einige zusammen mit Natrium den Druck in den Arterien regeln.

- Auch gewisse Neurotransmitter, die als Neuroregulatoren wirken, sind Proteine. Sie werden auch Neuropeptide genannt, da ein Protein mit kurzer Kette chemisch als Peptid bezeichnet wird (in der Regel umfassen sie 12 bis 60 Aminosäuren).

- Und alle Gewebe des menschlichen Körpers sind Proteine, wie die Muskeln, die Blutgefäße, die Knorpel, die Sehnen, die organischen Bestandteile der Knochen usw.

Mittlerweile ist die Zusammensetzung vieler Proteine aus Aminosäuren bekannt. Es ist interessant, dass das Kollagen am häufigsten in unserem Körper vorkommt. Es macht 40 % aller Proteine aus und ist der hauptsächliche Bestandteil des Bindegewebes, der Knorpel, der Sehnen und des organischen Anteils unseres Stützapparates, der Knochen.

Es ist sehr wichtig, eine klare Vorstellung vom Aufbau und von den Funktionen im menschlichen Körper zu haben, denn je reibungsloser die chemischen Vorgänge ablaufen, umso besser ist die geistige und körperliche Verfassung, der wir uns erfreuen können.

Wenn wir uns vor Augen halten, dass Magnesium bei der Bildung aller Proteine beteiligt ist, verstehen wir, dass Personen mit mangelhafter Magnesiumversorgung

- keine gute Verdauung haben, mit Neigung zu Blähungen im Magen wie auch im Verdauungstrakt.

- anfällig sind für Infektionen, sei es Erkältung, Blasenentzündung, Bronchitis etc.

- kein gut funktionierendes Nervensystem haben, Angstzustände und Ängstlichkeit kennen, mangelnde Reflexe aufweisen.

- Außerdem können sich bei Magnesiummangel die Gewebe nicht im notwendigen Maße regenerieren, was eine Abnutzung der Knorpel mit sich bringt, eine Schwächung der Sehnen und eine mangelhafte organische Struktur der Knochen. Letzteres führt zu Osteoporose. Wenn der Kollagenaufbau des Knochens mangelhaft ist, nimmt sein mineralischer Bestandteil ab, da Kollagen die Kalksalze bindet. Aber vor allem verliert der Knochen seine Biegsamkeit, die ihm das Kollagen (das der Gelatine bei gekochten Knochen entspricht) verschafft. So kommt es leicht zu Knochenbrüchen jeder Art, am Arm, am Handgelenk, am Oberschenkelhals.

Im menschlichen Organismus findet kontinuierlich, mit Ausnahme der Neuronen des Nervensystems, ein ständiger Ab- und Wiederaufbau von Zellen statt. Dabei werden täglich 400 g Proteine zerstört. Ein Teil der dabei freigesetzten Aminosäuren wird neu verwendet, sei es zur Bildung von Neurotransmittern und Neuromodulatoren im Nervensystem, sei es zum Wiederaufbau der abgenutzten Gewebe.

Es läuft immer auf einen Verlust dieser Moleküle hinaus. Das wurde durch einen Versuch bestätigt, bei dem sich Testpersonen über einige Tage proteinfrei ernährten. Sie schieden mit dem Urin weiterhin Harnstoff aus, der das Endprodukt des Abbaus von Aminosäuren ist. Das heißt, um uns geistig und körperlich fit zu halten, müssen wir täglich Proteine zu uns nehmen.

Dem ist hinzuzufügen: Sie müssen mit dem Frühstück, dem Mittagessen und Abendessen eingenommen werden. Dazu gibt es folgende Erklärung. Wenn man Aminosäuren mit radioaktiven Atomen markiert, kann man erkennen, dass, sobald die Proteine verdaut sind, diese ins Blut gelangen. Wenn sie aber im Gewebe oder anderen Körperorganen nicht gebraucht werden, baut sie die Leber nach etwa fünf Stunden in Harnstoff um und die Niere scheidet diesen mit dem Urin aus.

Diese Tatsache ist seit den 80er Jahren bekannt, auch wenn man vorher schon wusste, dass der menschliche Organismus über keine Reserven an Aminosäuren und Proteinen verfügt. Um also in Form zu sein, müssen die Proteine zu den drei Hauptmahlzeiten eingenommen werden. Die wichtigste in diesem Sinn ist das Frühstück, weil dieses auf die längste Phase der Nüchternheit, bedingt durch die Nachtruhe, folgt.

Alle Lebewesen brauchen zum Aufbau der Aminosäureverbindungen für ihren Stoffwechsel Magnesium. Der Stoffwechsel ist ein chemischer Prozess im Organismus. Handelt es sich um den Aufbau von Gewebe, spricht man von Anabolismus, beim Abbau, beispielsweise bei der Harnstoffproduktion oder der Verbrennung energiereicher Nährstoffe, spricht man von Katabolismus.

Das Magnesiumion Mg^{++} muss in einer Konzentration von 2,4 mg/100 ccm im Blut vorkommen. Der Grenzwert liegt mit 2,2 bis 2,6 mg/100 ccm sehr nahe am Idealwert, trotz gegenteiliger Aussagen in der Fachliteratur. Es scheint mir wichtig, besonders darauf hinzuweisen, denn:

Magnesiummangel hat Einfluss auf die Bildung von Kalziumoxalatsteinen in den Nieren

Es ist sowohl in vitro, d.h. im Labor, als auch klinisch festgestellt worden, dass eine bestimmte Magnesiumkonzentration das Ausfällen von Oxalaten hemmt. In einigen Fällen erreichte man durch die Verabreichung von Magnesiumsalzen die Auflösung von Steinen. Ist der Stein korallenförmig gebildet, kann es zum Abbruch von Verzweigungen aus der ursprünglichen Ablagerung und damit zu einer Kolik kommen, gerade in dem Moment, in dem sich die Ansammlungen in der Niere aufzulösen beginnen. Untersuchungen zu diesem Thema führten zum ersten Mal J. Thomas, E. Thomas, P. Desquez und A. Monsaingeon in der urologischen Abteilung des Cochin-Hospitals von Paris durch.

Auf dem III. Internationalen Symposium über Magnesium 1981 in Baden-Baden sowie im Supplement 661 der Acta Medica Escandinava des gleichen Jahres wurden mehrere Arbeiten vorgestellt, welche die Verabreichung von 300–360 mg Magnesiumion Mg^{++} pro Tag empfehlen. Diese Menge wird auch von den französischen Ärzten bei Nierensteinen aus Oxalatverbindungen befürwortet.

Von dem bisher Gesagten hatten wir Chemiker bis in die 70er Jahre des letzten Jahrhunderts keine Ahnung. Und betrüblich ist, dass es auch zu Beginn unseres Jahrhunderts immer noch sehr viele Ärzte gibt, die von dieser Sachlage nichts erfahren haben. Ich möchte wärmstens empfehlen, sich die chemischen Zusammenhänge, die nicht schwer zu verstehen sind, klar zu machen, da es dem geistigen und körperlichen Wohlbefinden zugute kommt.

Magnesium und Arthrose

Magnesium bei der Synthese von Kollagen und anderen Proteinen

Wir machten Urlaub am Meer. Damals war ich 31 Jahre alt und hatte schon vier Kinder. Seit einiger Zeit litt ich unter einem ständigen Gefühl der Schwere in der Lendengegend, das in jenen Urlaubstagen unerträglich wurde. Ich hielt das Sitzen am Strand nicht aus und konnte mich auch nicht in den Sand legen. Das rechte Bein schmerzte. Ich vermutete, dass ich etwas an den Nieren hätte. Deshalb suchte ich Dr. Pons in Barcelona auf, der damals als der beste Internist der Stadt galt. Nach der Untersuchung riet er mir, dem Körper mit einem Stützkorsett Halt zu geben. Das Korsett sollte ich ständig tragen, nicht einmal zum Schlafen oder beim Baden im Meer durfte ich es ablegen.

Drei Jahre später – ich erwartete mein fünftes Kind – konnte ich vor Schmerzen im Steißbein monatelang kaum ohne Kissen auf einem Stuhl sitzen. Das Gefühl der Schwere war stärker geworden; dazu kamen Schmerzen in den Beinen, Probleme mit der Haut und eine außerordentliche Müdigkeit. Schließlich bekam ich noch Herzjagen und beim Aufwachen Krämpfe. Die Kopfschmerzen verließen mich nie.

Nach dem sechsten Kind verschlimmerten sich die Beschwerden so sehr, dass ich wie eine Kranke leben musste. Ich konnte mich nicht auf den Füßen halten, die Schmerzen und das Schweregefühl in den vorderen Oberschenkeln ließen nie nach. Häufig hatte ich Ischiasanfälle und Tag für Tag Krämpfe in den Beinen, vor allem morgens. Selbst wenn ich acht oder zehn Stunden im Bett gelegen hatte, bedeutete das Aufstehen ein Drama, die Müdigkeit wurde ich nicht los. Ich fühlte mich wie in einem tiefen Loch gefangen, hörte, wie morgens das Leben um mich herum begann, hatte aber nicht die Kraft, daran teilzunehmen. Außerdem schlief ich schlecht. Lag ich im Bett, hatte ich oft Herzjagen, ein Gefühl der Beklemmung,

Schmerzen in der Brust und – so schien es mir – auch Herzschmerzen. Ich war überzeugt, dass ich jeden Augenblick einen Herzinfarkt oder einen Anfall von Angina pectoris bekommen könnte. Ein solches Leben verursachte Angst.

Eines Tages waren die Schmerzen in der Herzgegend so heftig, dass sie tatsächlich auf Angina pectoris zu deuten schienen – wir mussten einen Herzspezialisten aus der Stadt rufen. Damals lebten wir auf dem Land. Er kam mit einem tragbaren EKG und stellte fest, dass mit meinem Herzen alles in Ordnung war. Trotzdem fühlte ich mich sterbenselend. Vier Tage verbrachte ich bewegungslos im Bett, sogar unfähig zu sprechen.

Und die Ursache aller dieser Beschwerden? Erst viel später stellte sich heraus, dass es ein chronischer, zu bestimmten Zeiten auch sehr akuter Mangel an Magnesium war.

Leider wussten dies damals weder meine Ärzte noch ich. So machte ich eben weiter. Das Stützkorsett musste ich ständig tragen und nur eine vage Hoffnung hielt mich noch aufrecht. Mit Willenskraft und großen Illusionen half ich in jener Zeit meinem Mann bei der Leitung eines landwirtschaftlichen Betriebes. Manchmal legte ich auch ein wenig mit Hand an.

Einmal waren Weizensäcke abzuwiegen. Ein Mann stellte den Sack auf die Waage, ich füllte Getreide nach oder nahm etwas davon weg. Bei dieser Arbeit machte ich ständig die gleiche Drehbewegung. Nach zwei oder drei Tagen verschlimmerte sich mein Zustand auf Besorgnis erregende Weise. Ich bekam wahnsinnige Kopfschmerzen; sobald ich den Kopf etwas zur Seite drehte, wurde mir schwindlig; teilweise verstärkten sich noch die seit Jahren schon vorhandenen Symptome: Schmerzen in den Beinen, Schlaffheit, Schmerzen in den Schultergelenken, den Hüften, den Kniegelenken und den Fußsohlen. Ich war von einer unbezwingbaren Müdigkeit befallen, fühlte mich schlecht, ob ich aufstand oder im Bett lag. Beim Liegen versuchte ich ständig eine Stellung zu finden, bei der die Schmerzen in den Schultern, den Hüften und im Nacken erträglicher würden. Ich schob das Kissen hin und her, rollte es zusammen; wegen der Schmerzen in der Schulter legte ich ein zusätzliches Kissen unter den Arm. Nichts brachte Erleichterung.

Auch das Aufwachen war schrecklich, denn die Hände waren immer eingeschlafen. Ich konnte mich kaum bewegen, so steif waren meine Gelenke. Ständig hatte ich Blutergüsse an den Armen und an den Oberschenkeln, sodass mich die Personen meiner Umgebung fragten, ob ich denn gegen alles stieße, was mir in die Quere käme. Tatsächlich aber bewegte ich mich außerordentlich vorsichtig, weil mir ohnehin alles wehtat.

Die mich behandelnden Ärzte stellten schließlich eine allgemeine Arthrose fest. Dazu diagnostizierten sie eine sehr ausgeprägte Lumbarlordose, deren Ursache anscheinend die starke Beanspruchung durch die verschiedenen Schwangerschaften war. Sie erklärten mir, dass Arthrose nicht heilbar sei, und schlugen deshalb die Einpflanzung eines Beinknochenstücks zur Versteifung der Lendenwirbel vor. Vier Ärzte machten mir dieses Angebot. Sie versicherten mir übereinstimmend, dass es für die abgenützten Knorpel kein Heilmittel gäbe; außerdem sei die Arthrose fortgeschritten und nicht rückgängig zu machen. „Niemand kann einen abgenützten Knorpel wieder wachsen lassen", sagten sie mit Überzeugung.

Die Aussicht auf eine solche Operation gefiel mir nicht, zumal es ja eigentlich zwei waren, eine am Bein, eine am Rücken. Als ich dann aber nicht einmal mehr die kleine Drehbewegung machen konnte, die notwendig ist, um etwas in die Pfanne zu legen und es wieder herauszuholen, weil Rumpf, Hals und Kopf einen einzigen steifen Block bildeten, entschloss ich mich zur Operation.

Ich wandte mich an einen guten Spezialisten, der mehrere Röntgenaufnahmen anfertigte, sich daraufhin aber außerstande sah, die Operation durchzuführen. Er sagte mir: „Ich kann Sie nicht operieren. Ihr Knochengerüst hat so wenig Leben wie das einer 87-Jährigen. Der Knochenspan würde nicht anwachsen und daher brächte Ihnen eine Operation nur neue Probleme ein. Sie haben Arthrose, Osteoporose (Kalksalzmangel in den Knochen) und knöcherne Zacken an den Wirbelkörpern, die Ihnen beim Reiben an den Nerven Schmerzen verursachen. Diese Erscheinungen sind nicht mehr rückgängig zu machen, der Prozess ist sogar fortschreitend."

Er gab mir Medikamente gegen Rheuma und Entzündungen (natürlich mit Cortison) und schmerzstillende Mittel und riet mir, von Letzteren so wenig wie möglich zu nehmen, nur wenn ich es gar nicht mehr aushalten könne. Aber gerade das war ja der Grund, weshalb ich mich zu einer Operation entschlossen hatte: Die Schmerzen, der Schwindel und das allgemeine Unwohlsein waren unerträglich geworden. Der Arzt empfahl mir außerdem noch gymnastische Übungen zur Korrektur meines übermäßigen Hohlkreuzes und Streckungen der Nackenpartie. Beides hatte eine wohltuende Wirkung. Ich verspürte etwas Erleichterung und konnte ganz allmählich ein halbwegs normales Leben führen. Da ich damals als Lehrerin tätig war, hieß das unter anderem, dass ich den Unterricht vorbereiten und Klassenarbeiten korrigieren konnte.

Zum Lesen setzte ich mich auf ein Sofa, davor ein Tischchen, das die ideale Höhe zum Schreiben hatte. Dort richtete ich mich mit verschiedenen Kissen ein. Auf einem schmalen Kissen saß ich, um das Steißbein zu schonen; ein dickes Kissen schob ich mir hinter den Rücken; meine Arme, die mich immer schmerzten und ohne Kraft waren, lagen auf zwei mittelgroßen Kissen; ein weiteres großes Kissen auf dem Tischrand vor mir diente als Pult für das Buch. Schließlich bat ich meine jüngste Tochter, mir einen Schemel unter die Füße zu schieben, womit die Knie angehoben wurden. So saß ich dann einigermaßen bequem da.

Als zu all den Beschwerden, die ich schon hatte, noch Diabetes hinzukam – ich führte es auf die Behandlung mit Corticosteroiden zurück – setzte ich alle Medikamente ab. Dann stellte ich auch meine Nahrung um. Aus den ärztlichen Erklärungen über die Osteoporose wusste ich, dass ich an einem starken Kalkmangel litt. Um auf Kalziumtabletten verzichten zu können, aß ich jetzt täglich verschiedenerlei Käse. Das Weißbrot ersetzte ich durch Vollkornbrot. Am späten Vormittag oder nachmittags aß ich getrocknete Aprikosen (sie sind weniger süß als Rosinen oder getrocknete Feigen) und Haselnüsse. Unbewusst erhöhte ich so den Magnesiumgehalt meiner Nahrung und dies trug erheblich zur Besserung meines Befindens bei. Leidenschaftlich gerne aß ich damals Schokolade, vor allem eine sehr dunkle, also sehr kakaohaltige Sorte, die mit Cyclamat gesüßt war. Ein Stück nach dem anderen verspeiste ich im Laufe des Tages. Da Kakao eines der an Magnesium reichsten Nahrungsmittel ist, nahm ich so eine nicht unbeträchtliche Menge Magnesium zu mir.

Dann trat auch ein Wechsel in meinen äußeren Lebensumständen ein. Vom Land zog ich in eine Großstadt und widmete mich dort voll und ganz der Diätetik. Ich studierte die ganze in Spanien vorhandene Literatur zu diesem Thema, die zum großen Teil von Ausländern verfasst war, begann in einer Firma für diätetische Lebensmittel zu arbeiten und besuchte einen Kurs für Diätassistenten. Außerdem las ich sehr viel.

Eines Tages brachte mir eine meiner Töchter ein kleines Buch über die Heilwirkung von Magnesium. Ich hatte zu diesem Zeitpunkt das Gesicht voller Furunkel und als ich dort las, sie verschwänden mit Magnesium, begann ich, Magnesiumchlorid einzunehmen. Tatsächlich verschwanden die Furunkel. Aber auch mein Allgemeinzustand besserte sich zusehends, sodass ich bei meiner täglichen Magnesiumration blieb.

Ich fühlte mich gelöster, war unternehmungslustiger und sah viel besser aus. Meine neu gewonnene Vitalität führte ich nicht nur auf das Magnesium zurück, sondern auch auf die Arbeit, die mir sehr viel Spaß machte. Fast unbemerkt hatte sich mein Befinden in unglaublicher Weise gebessert. Konnte ich früher sogar eine Handtasche nur tragen, wenn sie sehr leicht und praktisch leer war, so kam ich jetzt beladen wie alle Hausfrauen vom Einkauf zurück.

Im Reformhaus, in dem ich arbeitete, wagte ich mich an immer größere Schachteln. Eines Tages, ich hob gerade einen ziemlich schweren Karton, spürte ich plötzlich einen starken Schmerz und konnte mich nicht mehr aufrichten. Ich dachte mir, dass ein Wirbelkörper gebrochen sei – so ziemlich das Letzte, was meiner geplagten Wirbelsäule noch gefehlt hatte. Sofort suchte ich einen Arzt auf. Als Berufstätige war ich jetzt Mitglied einer gesetzlichen Krankenkasse, ging also zu einem Kassenarzt, der mich vorher noch nie behandelt hatte. Ich wurde geröntgt und bekam die Auskunft, dass es sich um eine Zerrung handle. Der Schmerz käme nur von den Muskeln, denn die Wirbelsäule sei in Ordnung. Ich fragte nach: „Die Wirbelsäule in Ordnung?" – „Ja, Frau Lajusticia, Ihre Wirbelsäule ist in Ordnung."

Nachdenklich ging ich mit gesenktem Kopf nach Hause. Wer mich sah, dachte zweifellos, ich hätte eine schlechte Nachricht bekommen. In Wirklichkeit hatte ich aber eine wunderbare Neuigkeit erfahren. Nur konnte ich sie noch nicht so recht verstehen, sie verblüffte und verwirrte mich. Ich konnte mir die Sache einfach nicht erklären. In Gedanken versunken, ging ich weiter und ließ die vergangene Zeit an mir vorüberziehen. Nicht grundlos fanden mich meine Bekannten so verändert: Seit einiger Zeit hatte ich keine Kopfschmerzen mehr, mir war nicht mehr schwindlig, die Müdigkeit war weg. Ich hatte keine Schmerzen mehr in den Gelenken, weder in den Hüften noch in den Knien, weder in den Armen noch in den Beinen. Das Frisieren zum Beispiel – früher mühsam und anstrengend – machte mir keine Probleme mehr.

Meine Arthrose war geheilt!

Aber wie und warum? Mein Leben hatte sich gegenüber früher eigentlich kaum geändert, nur nahm ich jetzt täglich Magnesium zu mir und hielt mich an eine sehr ausgewogene Diät.

Ich erzählte davon an meiner Arbeitsstelle. Dort sah man die Erklärung im Wechsel des Wohnorts und im angeblich anderen Wasser. Das stimmte aber nicht, denn das Wasser zum Kochen und für den Tee brachten wir jede Woche in zwei Korbflaschen vom Land. Dieser Punkt schied also aus.

Dann war da noch der Arzt. Ein mir vorher unbekannter Arzt hatte die Zerrung festgestellt und mir gesagt, die Wirbelsäule sei in Ordnung. Der vorherige hatte mir ja erklärt, dass eine Operation zwecklos sei, weil meine Knochen wie abgestorben waren. Doch die Arthrose, die Osteoporose und die knöchernen Zacken an den Wirbeln (Spondylose) hatten fünf verschiedene Ärzte bei verschiedenen Gelegenheiten und im Laufe mehrerer Jahre diagnostiziert. Die Arthrose hätte mittlerweile im fortgeschrittenen Stadium sein müssen. Ganz im Gegensatz dazu sagte man mir jetzt, die Wirbelsäule sei gesund. Auf mein Staunen hin hatte der Arzt sogar noch einen Kollegen gerufen und beide wiederholten mir, dass meine Wirbelsäule vollkommen in Ordnung sei. Diese überraschende, unverhoffte und in gewisser Weise unglaubliche Aussage – man hatte mir schließlich immer versichert, Arthrose sei progressiv und irreversibel – stand jedoch ganz im Einklang mit meinem tatsächlichen, außerordentlich guten Befinden.

In der Branche der Reform- und Diätprodukte, in der ich arbeitete, hatte ich wiederholt Gelegenheit, mich mit Ärzten zu unterhalten. Wenn ich von meinem Erlebnis berichtete, schauten sie mich ungläubig und skeptisch an. Dabei dachten sie wohl, ich sei eine arme, etwas närrische Frau. Nur ein Arzt aus Gerona, dem ich meine Geschichte erzählte, hörte sich meinen ganzen Bericht an, ohne eine Miene zu verziehen. Dann sagte er mir: „Frau Lajusticia, Sie haben ebenso wie ich eine wissenschaftliche Ausbildung hinter sich. Erklären Sie mir wissenschaftlich, was Ihre Furunkel damit zu tun haben, dass Sie nun weniger oft erkältet sind und dass Ihre Arthrose geheilt ist. Auf den ersten Blick sehe ich keinen Zusammenhang." Ich erwiderte: „Falls die Biochemie schon entdeckt hat, welche Rolle das Magnesium in unserem Organismus spielt, werde ich Ihnen die Antwort bald geben."

Ich sah nämlich tatsächlich schon einen Zusammenhang zwischen meinen verschiedenen Beschwerden, bestehen doch die Antikörper und die weißen Blutkörperchen, die uns gegen die Staphylokokken der Furunkel und gegen die Bakterien und Viren von Halsentzündungen, Erkältungen und Grippe schützen, aus Proteinen. Ebenso sind die Knorpel hauptsächlich aus Proteinen aufgebaut, vor allem aus Kollagen.

Ich begann also, mich eingehender mit Biochemie zu befassen. Zum Glück hatte die Molekularbiologie das bei allen Lebewesen gleiche Prinzip der Proteinsynthese schon genau erkannt. Ich fand bei meinen Studien heraus, dass Magnesium einer der unerlässlichen Bausteine für die Bildung von Proteinen ist. In einem späteren Kapitel dieses Buches werde ich erklären, welche fundamentale Bedeutung die Proteinsynthese für die Erhaltung unserer Gesundheit und den Zustand unseres Körpergewebes hat.

Das Magnesium in den Gesteinen und im Ackerboden

Im Verlauf meiner Studien kam ich zu der Überzeugung, dass die moderne Ernährung durch einen Mangel an Magnesium gekennzeichnet ist. Warum das so ist, werde ich hier darlegen.

In vielen Büchern über Düngung ist zu lesen, dass alle Böden reich an Magnesium sind. Im Großteil der deutschen und nordamerikanischen Literatur zur Ernährung wird die These vertreten, dass bei ausgewogener Ernährung der menschliche Bedarf an Magnesium ausreichend gedeckt ist.

Mit diesem Aberglauben will ich aufräumen.

Im Gegensatz zu der in der Fachliteratur über Düngung vertretenen Meinung erkläre ich mit Nachdruck, dass nicht alle Böden reich an Magnesium sind. Den Beweis hierfür werde ich erbringen, indem ich die verschiedenen Muttergesteine der Böden durchgehe. – Ebenso behaupte ich, entgegen den Aussagen in fast allen Büchern über Ernährungsfragen, dass in unserer westlichen Welt weder der menschliche Bedarf an Magnesium durch die Nahrung im notwendigen Maße gedeckt wird, noch der Magnesiumgehalt des Futters von chemisch gedüngten Äckern bei der Tierhaltung ausreichend ist.

Wenn ich somit praktisch allen Abhandlungen über die Düngung widerspreche und fast allen Ernährungswissenschaftlern der westlichen Länder, so muss ich den wissenschaftlichen Beweis für meine Behauptungen antreten:

a) Nicht alle Böden sind reich an Magnesium. Diese Behauptung werde ich durch meine Darlegungen über die Gesteine unserer Erdkruste erhärten. Durch die Zersetzung der Mineralien gelangen nämlich die Stoffe in die Böden, die zusammen mit dem Humus – entstanden aus organischen Substanzen und durch die Tätigkeit der Bodenbakterien – den Pflanzen als Nahrung dienen.
b) Durch den Einsatz von Mineraldüngern bringen wir den Kationengehalt (metallische Elemente) der Böden aus dem Gleichgewicht. Bei Kalium und Kalzium besteht nämlich ein Antagonismus zu Magnesium, sodass deren übermäßige Verwendung die Pflanzen darin hindert, das Magnesium in optimaler Menge aufzunehmen, selbst wenn es im Boden ausreichend vorhanden sein sollte. Das führt zu bedingtem oder Sekundärmangel an Magnesium.
c) Das in den Bodenmineralien vorhandene Magnesium wird in einem seit Jahrmillionen gleichen Rhythmus freigesetzt. Die Zerfallsgeschwindigkeit der Gesteine hängt vor allem von Temperatur und Feuchtigkeit ab und bleibt unbeeinflusst von einer erhöhten Resorption als Folge der von der Landwirtschaft erzielten größeren Ernteerträge.
d) Es ist weithin bekannt, dass Magnesium ein wesentlicher Bestandteil des Chlorophylls ist. Nun denken viele, dass eine prächtig grüne Pflanze ausreichend Magnesium enthält, weil ein von den Chemiebüchern unterstützter Irrtum besagt, dass die Pflanzen das Magnesium hauptsächlich zur Chlorophyllbildung benützen. Heute weiß man aber, dass sich nur 1–5 % des Gesamtmagnesiumgehalts der Pflanze in diesem Pigment finden.
e) Schließlich lassen Anzahl und Umfang der gegenwärtig erzielten Ernten die Böden an Magnesium verarmen, verursachen also einen absoluten oder Primärmangel, der durch eine Düngung, wie sie den Landwirten üblicherweise empfohlen wird, nicht ausgeglichen werden kann.

Die Erdkruste – Gesteinsarten

Die Erde ist ein Planet mit der Form einer an den Polen abgeplatteten Kugel. Unten etwas dicker, erinnert sie entfernt an eine Birne. Diese Form nennt man Geoid (von geos = Erde).

Bezüglich der chemischen Zusammensetzung nimmt man an, dass die Erde aus einem Kern von Eisen und Nickel besteht, der deshalb als Nife bezeichnet wird, und aus einem Mantel aus geschmolzenem Gestein, vorwiegend Eisen- und Magnesiumsilikaten in zähplastischem, pseudofestem Zustand. Die Farbe dieser Gesteine ist im Allgemeinen dunkel oder grünlich und die entsprechenden Minerale werden Mafisch oder Femisch genannt, je nachdem ob Magnesium oder Eisen überwiegt.

Die äußere Hülle der Erde oder Erdkruste besteht aus Gesteinen, die – chemisch gesehen – Aluminiumsilikate von Kalium, Kalzium und Natrium sind. Da diese Metalle farblose oder weiße Salze bilden, haben die Oberflächengesteine fast immer eine hellere Farbe: grau, rötlich oder, aufgrund von Eisenverbindungen, zuweilen auch ockerfarbig. Diese Schicht aus Aluminiumsilikaten von Alkali- und Erdalkalimetallen nennt man SIAL (von Silicium und Aluminium). Das SIAL ‚schwimmt' auf einer dichteren, an Eisen und Magnesium reichen Schicht, die die Bezeichnung SIMA erhalten hat. Die tieferen Schichten der Erde sind für unsere Überlegungen uninteressant.

Der Sockel unterhalb des Oberflächengesteins ist plastisch, d.h. verformbar. Wenn nun in der Erdkruste eine Spalte entsteht, sei es durch Verschiebung oder durch Druckanstieg der Gase im Erdinneren, kann Material aus tiefer liegenden Schichten an die Oberfläche gelangen und bildet dann die Lava der Vulkane. Beim Austritt hat sie - aufgrund des Druckunterschieds - eine geringere Viskosität, d.h., sie ist flüssig. Stellen wir uns nun vulkanische Formationen vor. In der Regel sind sie dunkel, in basaltischen Regionen manchmal fast schwarz; die rötlichen Töne, die sich zuweilen finden, gehen auf den Eisengehalt der entsprechenden Minerale zurück. In einigen

Ausnahmefällen hat die Lava eine ähnliche Zusammensetzung wie der Granit, der sich im SIAL, also in der äußeren Erdkruste findet. Dann ist sie hell und heißt Rhyolith.

Wir können uns die Erde am Anfang mehr oder weniger so vorstellen: Die leichteren Minerale, d.h. die hellen Silikate des SIAL, schwammen auf den dunklen, an Eisen und Magnesium reichen Silikaten, die das SIMA bilden. In den Senken der Erdkruste sammelte sich das Wasser und es entstanden die Meere. Die gasförmigen Elemente – wie Stickstoff, Sauerstoff, Kohlendioxid, Wasserstoff, der als der leichteste Teil am höchsten in die Atmosphäre stieg, und die Edelgase – bildeten eine gasförmige Hülle um die Erde, die wir Luft nennen. Damit war die Erde von einer Gesteinshülle, der Litosphäre (von litos = Stein), umgeben, von der Wasserhülle der Meere, der Hydrosphäre (von hydro = Wasser), und von gasförmigen Elementen oder Verbindungen, die die Atmosphäre bilden.

Das Erdinnere aber blieb aktiv und die Erdkruste veränderte sich unter dem Einfluss von äußeren Einwirkungen und inneren Kräften; es gab Ausbrüche von Gasen wie CO_2 (Kohlendioxid), CH_4 (Methan), Ammoniak und Wasserdampf. Dazu fanden in der Atmosphäre starke Gewitter mit gewaltigen elektrischen Entladungen statt, die imstande waren, die so genannten biotischen Moleküle zu bilden, also Moleküle, die unerlässliche Bestandteile der Lebewesen sind. Damit entstand auf der Erde eine weitere, die für uns interessanteste Schicht, die Biosphäre, bestehend aus Lebewesen.

Diese neue Schicht baute sich auf aus Bestandteilen der Atmosphäre, aus anderen, die aus Gasausbrüchen stammten, und schließlich aus chemischen Elementen und Verbindungen aus den Meeren. Übrigens hat man in diesem Zusammenhang in neuerer Zeit Untersuchungen angestellt, die beweisen, dass tierische und menschliche Zellen im Meerwasser am Leben erhalten werden können, wenn die Salzkonzentration der der biologischen Flüssigkeiten in den Geweben entspricht.

Die lebenden Organismen waren zu Anfang offensichtlich von sehr einfacher Art. Ihre Fortpflanzung erfolgte durch Knospung. Danach bildeten sich wahrscheinlich Bakterien und Viren. Schließlich traten primitive Pflanzen und Tiere auf. Dies geschah im Archaikum oder Archäozoikum, dem Zeitalter der unbekannten Tiere. Von ihnen finden sich nur vereinzelt Abdrücke von Spuren auf den Gesteinen und einige Krustenteile.

In diesem Abschnitt der Erdgeschichte ereignete sich die erste große Orogenese oder Faltung, bei der eine Gebirgskette entstand. Diese älteste Gebirgsbildung wird die huronische Faltung genannt. Und gerade weil es die erste war und die Gebirge der Erosionswirkung über Jahrmillionen hinweg ausgesetzt waren, tritt bei ihr der von der Faltung betroffene SIMAsockel zutage. Die entsprechenden Gebirge sind deshalb dunkel oder grünlich. Ihr Gestein heißt Peridotit und ist reich an Mineralien, bestehend aus Eisen- und Magnesiumsilikaten, den Pyroxenen und Amphibolen. Diese Gesteine finden sich in Grönland, in den skandinavischen Ländern und bis hin nach Nordasien. Sie sind außerordentlich hart und zugleich sehr schön, wie zum Beispiel die Glimmerperidotite oder der Dunit, ein grünlicher Stein, der fast ausschließlich aus Olivin besteht. In der Bauindustrie finden sie häufig als Schmuckelemente Verwendung, auch aufgrund ihrer sehr praktischen Eigenschaft, gegen atmosphärische Einflüsse unempfindlich zu sein.

Fassen wir zusammen, was wir bis jetzt im Zusammenhang mit dem Magnesium gesagt haben:

a) Das Magnesium ist reichlich vorhanden in den Gesteinen, die das SIMA bilden. Dieses ist plastisch, d.h. verformbar. Auf ihm ‚schwimmen' die an Magnesium ärmeren Schichten, SIAL genannt, die außer Silicium und Aluminium große Mengen an Kalzium, Natrium und Kalium enthalten.
b) Durch das Zusammenwirken mineralischer Elemente, die hauptsächlich als Katalysatoren wirkten, mit gewissen gasförmigen Verbindungen wie CO_2 (Kohlendioxid), NH_3 (Ammoniak), CH_4 (Methan) und H_2O (Wasser) und unter dem Einfluss

elektrischer Entladungen bildeten sich die ersten Lebewesen. Im Laufe ihrer Weiterentwicklung führten Mutationen (Veränderungen) des genetischen Codes schließlich zu den vielerlei Arten von Pflanzen, Bakterien, Viren und Tieren, die heute die Erde bevölkern und die Biosphäre bilden.

c) Im Archäozoikum fand vor Jahrmillionen die erste große Orogenese oder Faltung der Erdkruste statt. Inzwischen haben die damals gebildeten Gebirge infolge der Verwitterung eine Menge Minerale freigesetzt, die außerordentlich reich an Eisen und Magnesium sind. Wegen ihrer Schönheit, Härte und Unempfindlichkeit gegen atmosphärische Einflüsse werden sie bevorzugt als Schmuckmaterial in der Bauindustrie verwendet.

Fahren wir mit der Geschichte unseres Erdballes fort. Im Erdaltertum, auch Paläozoikum (von paleo = alt und zoos = Tier) oder Urzeit tierischen Lebens genannt, waren die Meere mit Lebewesen bevölkert, die in Schalen lebten. Das Material dieser Schalen enthielt größtenteils viel Kalzium, einiges war reich an Magnesium und wieder anderes hatte einen hohen Anteil an Kalzium und an Magnesium. Auf der Erde bildeten sich einfache Pflanzen. Das Klima war warm und die Atmosphäre sehr feucht, mit einem hohen Kohlendioxidgehalt. In der so genannten Karbonperiode dieses Zeitalters gab es Farne und andere Kryptogame, Pflanzen ohne Blüte, die mehr als zwanzig Meter hoch wurden und aus deren Resten im Lauf der Zeit die Kohlenlager entstanden.

Im Erdaltertum fanden zwei weitere Gebirgsbildungen statt, die so genannte kaledonische und die herzynische oder variskische, bei denen, wie bei der späteren Orogenese des Tertiär (alpide Faltung), der Meeresboden gehoben wurde. Bei der alpiden Faltung entstanden die größten Gebirge, die wir heute auf der Erde bewundern können: der Himalaja, die Anden, das Atlasgebirge, die Alpen, die Karpaten und in Spanien die Pyrenäen, das Kantabrische Gebirge und die Sierra Nevada.

Diese letzte Faltung zeigt uns durch die zutage tretenden Fossilien deutlich, dass dort, wo heute Gebirge sind, in anderen geologischen Epochen Meeresboden war. Die Nummuliten, charakteristische Fossilien des Tertiär, die Seeigel, Seesterne und Muscheln, auf die wir schon in den Bergen in der Nähe von Erona stoßen können, sind eine Auswahl dessen, was in vielen der durch diese letzte Gebirgsbildung hochgehobenen Gebiete zu finden ist.

In einer uns noch näher liegenden Periode der Erdgeschichte, dem Quartär, tauchte schließlich der Mensch auf, weshalb man dieses Zeitalter Anthropozoikum nennt.

Es ist wichtig, dass wir uns eine Vorstellung von den Veränderungen machen können, die die Erdkruste im Lauf der Zeit erfahren hat, um so zu verstehen, warum das Vorkommen der einzelnen Mineralien an bestimmte Gegenden gebunden ist.

TAFEL I
Zusammensetzung der Minerale

Minerale des SIMA	Olivine	(Mg, Fe) SiO_4	⟶	Olivin oder Peridot
	Pyroxene	(Mg, Fe) SiO_3	⟶	Augit, Diopsid, Spodumen
	Amphibole	(Ca, Fe, Mg) $Si_8O_{22}(OH)_2$	⟶	Aktinolith, Asbest, Hornblende
	Biotit	K (Mg, Fe)$_3Si_3O_{10}(OH)_2$	⟶	dunkle Glimmer

Minerale des SIAL	Feldspate	Orthoklas	$KAlSi_3O_8$	⟶	Kalifeldspat
		Plagioklase	$NaAlSi_3O_8$		Albit Oligoklase Andesit Labradorit Anortit
			$CaAl_2Si_2O_8$		
			$NaAlSiO_4$		
			$KAlSi_2O_6$		
	Feldspatoide	Nephelin			
		Leucit			
	Muskovit	$KAl_3Si_3O_9(OH)_2$			
	Quarz	SiO_2			

TAFEL II
Zusammensetzung der magmatischen Gesteine

<table>
<tr><th colspan="2">Ultrabasische Magmatite mit weniger als 48 % SiO_2</th><th colspan="2">Basische Magmatite 45–52 % SiO_2</th><th colspan="2">Neutrale Magmatite 52–66 % SiO_2</th><th colspan="3">Saure Magmatite mit weniger als 66 % SiO_2</th></tr>
<tr><td rowspan="4">PERIDOTITE</td><td rowspan="4">Olivin
Pyroxene
Amphibole</td><td rowspan="4">GABBRO
DIABAS (Dolerit)
BASALT</td><td rowspan="4">Plagioklase
Augit
Hornblende
Biotit</td><td rowspan="4">DIORIT
ANDESIT</td><td rowspan="4">Plagioklase
Glimmer
Augite
Hornblenden</td><td rowspan="4">GRANIT
PORPHYRE
RHYOLITH</td><td>Quarz</td><td></td></tr>
<tr><td>Feldspat</td><td>Orthoklase
Plagioklase</td></tr>
<tr><td>Glimmer
(Biotit)</td><td rowspan="2"></td></tr>
<tr><td>Hornblende</td></tr>
<tr><td rowspan="3">DUNIT
fast nur Olivin</td><td rowspan="3" colspan="3"></td><td>MONZONIT</td><td>mittlere
chemische
Zusammensetzung</td><td rowspan="5" colspan="3"></td></tr>
<tr><td rowspan="4">SYENIT
TRACHYT</td><td>Feldspate
(Orthoklase +
Plagioklase)</td></tr>
<tr><td>Glimmer</td></tr>
<tr><td rowspan="2" colspan="4">Bemerkung: Augit und Hornblende sind zwar reich an Magnesium, aber es sind Minerale, die außerordentlich langsam verwittern.</td><td>Amphibole
(grüne Hornblende)</td></tr>
<tr><td>selten Pyroxene</td></tr>
</table>

Einteilung der Gesteine nach ihrer Entstehung

Mineralogische Beschaffenheit der Magmen

Die Gesteine werden je nach ihrer Entstehung eingeteilt in magmatische Gesteine, Sedimentgesteine und metamorphe Gesteine.

Die magmatischen oder Erstarrungsgesteine bilden sich durch Abkühlung des aus dem Erdinnern stammenden Magmas. Erkaltet dieses langsam innerhalb der Erdkruste, ist seine Struktur im Allgemeinen grobkörnig, mit eingeschlossenen Kristallen. Die Moleküle der beteiligten Minerale hatten bei diesem Vorgang Zeit, sich geometrisch anzuordnen, also kristalline Formen zu bilden. Solche Gesteine werden Intrusivgesteine genannt. Ihr bekanntester Vertreter ist der Granit, der aus Quarz, Feldspat und Glimmer besteht.

Der magmatische Gesteinsbrei kann aber auch an der Erdoberfläche erkalten, wie es bei der Lava der Vulkane geschieht. Die Struktur dieser Gesteine ist dann feinkörnig oder glasig, da die Kristallbildung durch die rasche Abkühlung verhindert wird. Diese so genannten Effusivgesteine haben aufgrund ihres hohen Eisengehaltes sehr oft eine dunkle Farbe und sie sind stark magnesiumhaltig. Das typische Beispiel hierfür ist der Basalt.

Hier interessiert es uns im Grund nicht, ob das Gestein langsam erkaltet ist und eine kristalline oder körnige Struktur hat oder ob es rasch erstarrt und somit feinkörnig oder glasig ist. Wir untersuchen die magmatischen Gesteine vielmehr im Hinblick auf ihre mineralischen Bestandteile und deren chemische Beschaffenheit, denn genau hieraus ergibt sich letztlich der größere oder geringere Magnesiumgehalt der Böden (siehe Tafeln I und II auf Seite 29 bzw. 30). Die Gesteine können entweder ein Gemenge aus verschiedenartigen Mineralien sein, wie z.B. der Granit, oder ein einziges Mineral kann ausgedehnte Lager bilden. Ein Beispiel für solche, als einfache Gesteine bezeichneten Formationen sind die Kalksteine.

Die magmatischen Gesteine bestehen immer aus verschiedenen mineralogischen Gruppierungen und sind aus Silicium- und Aluminiumoxiden zusammengesetzt, die mit Metalloxiden Silikate oder Alumosilikate, normalerweise von Eisen, Magnesium, Kalzium, Natrium oder Kalium, gebildet haben. Wenn der Anteil an Siliciumdioxid oder Siliciumanhydrid sehr groß ist, verbindet sich ein Teil davon nicht mit den Metalloxiden. Diese Gesteine enthalten dann sehr viel Quarz (SiO_2) wie ihr typischer Vertreter, der Granit. Er hat eine helle Farbe und ist Bestandteil des SIAL. Wenn der Siliciumanteil im Gestein dagegen unter 45 % liegt, dann sind reichlich Eisen- und Magnesiumoxide vorhanden. Solche Gesteine sind fast immer von dunkler Farbe, d.h., es sind Bestandteile des SIMA.

Zu dieser Gesteinsart gehören die Peridotite und Dunite. Beide enthalten sehr viel Magnesium. Da sie aber zum unteren Bereich der Erdkruste gehören, treten sie nur an wenigen Stellen an die Oberfläche. In den Böden sind sie deshalb kaum zu finden. Sie kommen in Skandinavien und Nordamerika vor und stammen aus der ersten auf der Erde erfolgten Gebirgsbildung, der weiter oben schon erwähnten huronischen Faltung. Dieser dunkle Gesteinstyp wird als ultrabasisch bezeichnet, weil er reich an Metalloxiden, aber an Kieselsäure untersättigt ist.

Die so genannten basischen Gesteine sind ebenfalls dunkel, mit hohem Eisen- und Magnesiumgehalt. Es handelt sich dabei um Basalt, wenn die Erkaltung schnell und an der Erdoberfläche vor sich ging, und um Gabbro, wenn sich das gleiche Gestein langsam innerhalb der Erdkruste abkühlte und deshalb eine grobkörnige Beschaffenheit hat. Gabbro gibt es selten auf der Erdoberfläche und Basalt findet man nur in Gebieten mit vulkanischer Tätigkeit, entweder in früheren geologischen Epochen oder in der Gegenwart.

Die magnesiumreichen basischen und ultrabasischen Gesteine sind also verhältnismäßig selten und entsprechende Böden finden sich nur in eng begrenzten Gebieten.

Kommen wir nun zu den neutralen Gesteinen. Bei den Intrusivgesteinen zählen hierzu hauptsächlich Syenite und Diorite, bei den vulkanischen Gesteinen Trachyt und Andesit. Wenn wir sie vom mineralogischen Standpunkt aus betrachten, sehen wir, dass diese Gesteine keine Quarzkörner aufweisen, d.h., sie enthalten kein freies Silicium. Ihre Bestandteile sind Feldspate, Glimmer, Augit und Hornblende.

Im Augit und in der Hornblende ist zwar Magnesium enthalten, jedoch sind solche Pyroxene und Amphibole sehr stabil und wenig anfällig gegen atmosphärische Einflüsse. Deswegen setzen sie von den Pflanzen verwertbares Magnesium nur langsam und in geringen Mengen frei. Die Glimmer dagegen, die eine blättrige Struktur aufweisen, zerfallen leichter unter dem Einfluss von Feuchtigkeit und CO_2, das in der Luft enthalten ist, sodass Magnesium schneller als bei Augit und Hornblende freigesetzt wird. Daraus können wir den Schluss ziehen, dass die Pflanzen Magnesium vorwiegend von Glimmer beziehen, aus dem es hauptsächlich unter dem Einfluss von Feuchtigkeit und Wärme freigesetzt wird.

Jetzt kommen wir zu den sauren Gesteinen. Bei diesen ist der Siliciumanteil (Siliciumanhydrid, SiO_2) höher als 66 %, sodass es in Form von kristallinen Körnern, d.h. als Quarz, auftritt. Diese typisch sialischen Gesteine, Gesteine also aus dem oberen, helleren Teil der Erdkruste, setzen sich zusammen aus Quarz, Feldspat und Glimmer.

Vom Quarz wissen wir bereits, dass er weder Magnesium enthält noch von der Atmosphäre angegriffen wird. Die Feldspate sind Alumosilikate von Kalium, Natrium und Kalzium. Im dunklen Glimmer dagegen kommt das gesuchte Element vor. Es sind die so genannten Biotite, die Magnesium enthalten und dieses unter dem Einfluss von Feuchtigkeit und dem CO_2-Gehalt der Luft freisetzen. Der helle Glimmer dagegen enthält kein Magnesium und kann es folglich auch nicht an den Boden abgeben.

Sedimentgesteine

Die Kraft des Windes, die Transporttätigkeit des Wassers, das Sand und Gesteinsteile mit sich führt, chemische Abscheidungen und Anhäufungen von Schalen und Krusten früherer Lebewesen ließen Ablagerungen verschiedenster Art entstehen, die sich zu den so genannten Sedimentgesteinen verfestigten, entweder unter Druck oder infolge der Einwirkung bestimmter Substanzen, die wie eine Art Zement wirkten.

Nach Art der Sedimente unterscheiden wir Gesteine, die auf mechanischem Weg aus den Trümmern älterer Gesteine entstanden sind, physikalisch-chemische Ablagerungen, die durch chemische Abscheidungen oder durch Verdampfung von salzhaltigen Wassern gebildet wurden, und schließlich Gesteine organischer Herkunft, die auf die Anhäufung von Schalen und Skeletten tierischer Lebewesen oder auf Versteinerungen von Pflanzenresten, wie bei der Kohle, zurückzuführen sind.

Zu den häufigsten Sedimentgesteinen zählen die vorwiegend aus Silicium bestehenden Sandsteine, die Tongesteine, entstanden durch den Zerfall von Feldspaten, und die Kalksteine, die ihren Ursprung chemischen Ausfällungen verdanken oder der Ablagerung von Skeletten oder Schalen von Lebewesen. Außerdem gibt es noch die Kalktonsteine, die so genannten Mergel.

Da wir uns für den Magnesiumgehalt der Gesteine interessieren, müssen wir aus den Sedimentgesteinen solche heraussuchen, bei denen dieses Element vorhanden ist. Zu ihnen gehören Ablagerungen, die aus den Schalen von Meerestieren entstanden und bei einer Orogenese oder Gebirgsbildung hochgedrückt wurden. Einen hohen Magnesiumgehalt haben die Magnesite, die aus Magnesiumkarbonat bestehen, der aus Kalzium- und Magnesiumkarbonat gebildete Dolomitspat und der Dolomitmergel, bestehend aus Ton und Dolomit.

Die dolomitischen Böden haben die Eigenschaft, dass sie den Pflanzen das notwendige Magnesium ohne Schwierigkeit zur

Verfügung stellen. Unter der Einwirkung der humosen Säuren im Boden und des CO_2 aus der Luft und der Wurzelatmung lösen sich ihre Mineralien mit Leichtigkeit auf. Böden mit Dolomit und Dolomitmergel sind demzufolge für die Pflanzen ideale Magnesiumlieferanten.

Metamorphe Gesteine

Metamorphe Gesteine sind durch Umgestaltung älterer Gesteine unter dem Einfluss von hohem Druck und hohen Temperaturen entstanden. Bei der Kontaktmetamorphose verändern sich die Gesteine durch die Temperatur und gewisse Gase benachbarter Glutflusskörper. Bei der Regionalmetamorphose, die meist große Bezirke betrifft, sind zusätzlich allseitig wirkende Drucke beteiligt.

In metamorphosen Gesteinen treten die Minerale in übereinander liegenden Bändern auf, die aussehen, als ob sie ausgewalzt oder gepresst worden seien, und die sich tatsächlich so gebildet haben.

Zu diesen Gesteinen zählen: Gneis, dessen mineralogische Zusammensetzung dem Granit entspricht; Quarzite, die im Wesentlichen nur aus Quarzkörnern bestehen, dementsprechend hart sind und sich in alten Gesteinen finden; Marmor, bei dem es sich um metamorphosierten Kalkstein oder Dolomit handelt; schließlich Schiefer, der sich leicht an seiner Plattenstruktur erkennen lässt. Marmor, Schiefer und ganz allgemein diese Art von Gestein finden sich in sehr alten Formationen.

Böden mit hohem Magnesiumgehalt

Aus allem, was wir bis jetzt gehört haben, können wir den Schluss ziehen, dass Böden mit wirklich hohem Magnesiumgehalt Dolomit, Dolomitspat oder Dolomitmergel als Muttergestein haben. Auch Böden aus Gesteinen wie Syenit und Diorit können reich an Magnesium sein, ebenfalls solche mit Muttergestein Granit, wenn dieser viel dunklen Glimmer aus der Gruppe der Biotite enthält.

Die Freisetzung des Magnesiums in den Böden unterliegt, wie weiter oben schon erwähnt, einem kaum beeinflussbaren Rhythmus, der in erster Linie von physikalisch-chemischen Einflüssen der Atmosphäre bestimmt wird. Wir haben die Produktivität der Böden durch den Einsatz von mineralischen Düngern beträchtlich gesteigert und erzielen Ernteergebnisse, die drei- bis fünfmal höher sind als vor vierzig Jahren. Dabei entziehen wir den Böden mehr Magnesium, als durch die Verwitterung der Gesteine ersetzt werden kann, selbst wenn diese einen hohen Magnesiumgehalt haben.

Als Folge dieser Entwicklung sind schon die Böden in Trockenkulturen an Magnesium verarmt; auch die Ernten werden also einen immer geringeren Magnesiumgehalt haben. Betrachten wir nun aber die Bewässerungsgebiete, in denen sich der Ertrag, wie schon erwähnt, oft verfünffacht hat, so braucht man wahrhaftig keine große Phantasie, um sich vorzustellen, dass dort der Verlust an Magnesium noch größer und die Verarmung der Böden noch beträchtlicher ist. Auch die Tatsache, dass die größere Bodenfeuchtigkeit die Verwitterung des Minerals ein wenig beschleunigt, ändert daran kaum etwas.

Wie im vorigen Kapitel beschrieben, wird das Gleichgewicht der Minerale in den Böden durch den Einsatz von Kunstdünger gestört. Der in der Landwirtschaft übliche Dünger besteht aus Stickstoff-, Phosphor- und Kaliumverbindungen; auch Kalzium wird mit den Superphosphaten eingesetzt, bei denen es sich, chemisch betrachtet, um Kalziumphosphate und Kalziumsulfate handelt. Auch wenn wir als Phosphorlieferanten nicht Superphosphate verwenden, sondern Thomasmehl, das zu 45 % aus Kalziumoxid besteht, führen wir dem Boden eine beträchtliche Menge Kalzium zu. Dieses ist zwar für die Düngung notwendig, aber es muss auf das richtige Verhältnis Ca/Mg geachtet werden.

Unter Umständen ist das Problem des Kaliumüberschusses schwerwiegender. Auch dieses Element ist wichtig für die Pflanzen. In zu großer Menge verwendet, wird es aber zu einem Hindernis für die Aufnahme von Magnesium, auch wenn dieses ausreichend im

Boden vorhanden ist. Das Kalium wird von den Pflanzen mit solcher Leichtigkeit absorbiert, dass man von ‚Luxuskonsum' spricht, der so weit gehen kann, dass die Aufnahme von Magnesium gänzlich eingestellt wird. Deswegen ist eine Grunddüngung mit massivem Kaliumanteil niemals empfehlenswert, besonders dann nicht, wenn es sich um Böden mit wenig organischer Masse handelt.

Die Abnahme des Magnesiumgehalts unserer heutigen Ernten wird aber durch den folgenden Umstand verschleiert. Das Chlorophyll ist als Pigment für die grüne Farbe verantwortlich. Sein Molekül hat ein Magnesiumatom, ähnlich wie der rote Blutfarbstoff Hämoglobin in seiner Häm-Komponente ein Eisenatom hat. Die Tatsache ist allgemein bekannt und man liest häufig von der fundamentalen Rolle des Magnesiums im Haushalt der Pflanzen für die Chlorophyllbildung und den Phosphortransport. Diese Aussage ist zwar richtig, aber sie gibt den Sachverhalt nur zum Teil wieder. Magnesium bildet nämlich mit Phosphor die so genannten energiereichen Moleküle. Das sind Komplexe, die an allen organischen Synthesen beteiligt sind, somit auch bei der Bildung von Zucker, Fetten und Proteinen mitwirken. Als Ion, d.h. in Form von mineralischen Salzen, ist Magnesium darüber hinaus ein wichtiger Faktor bei der Proteinsynthese, indem es verhindert, dass die beiden Untereinheiten oder Ribosomenteile, die sich bei der Synthese zusammenschließen müssen, danach wieder auseinander fallen.

Erst vor verhältnismäßig kurzer Zeit hat man entdeckt, dass dem Magnesium diese Aufgabe bei der Biosynthese (Bildung von Verbindungen durch lebende Organismen) zukommt. Dies ist die Erklärung dafür, dass auch bei vielen Wissenschaftlern und Ärzten noch ein Irrtum weit verbreitet ist, der besagt, dass sich der größte Teil des Magnesiums in den Pflanzen im Chlorophyll, also in den grünen Teilen, befindet. So habe ich berühmte Ernährungswissenschaftler sagen hören, was man im Übrigen auch in nordamerikanischen Medizinbüchern lesen kann, dass wir das täglich benötigte Magnesium im Wesentlichen mit grünen Gemüsen und Salaten zu uns nehmen.

Dieser Irrtum besteht also nicht nur bei Personen, die keine Spezialisten auf dem Gebiet der Ernährung sind, sondern ebenso bei einigen Ärzten und Diätetikern.

Deshalb muss klargestellt werden:

a) Zur Chlorophyllherstellung werden nur 1 bis 5 % des gesamten Magnesiumgehalts der Pflanzen benötigt.
b) Ein Magnesiummangel kann auch dann vorliegen, wenn die Pflanzen eine wunderschöne grüne Farbe haben.
c) Entgegen der landläufigen Meinung sind nicht die grünen Nahrungsbestandteile die magnesiumreichsten, sondern die Früchte und Samen, bei Getreide sogar die Samenhüllen. Deshalb hat Vollkornbrot viel mehr Magnesium als Weißbrot. Während 100 g Vollkornbrot 80 mg Magnesium aufweisen, bringen es 100 g Weißbrot nur auf 25 mg.

Nachfolgend eine kleine Liste mit den prozentualen Magnesiumanteilen von Gemüsen, Früchten und Samen.

Nahrungsmittel	mg Mg/100 g
Endiviensalat	12
Weißkraut*	7,3
Kopfsalat	10,5
Spinat*	59,2
Artischocken*	27,2
grüne Bohnen*	10,1
Kichererbsen*	36,2
getrocknete Datteln	58
Sojamehl	235
Haferflocken	124
Mandeln	252

Kakaopulver	420
Walnüsse	185
Erdnüsse	160
Haselnüsse	99
Vollkornbrot	80
Weißbrot	25

* gekocht

Mit meinen Erklärungen und mit diesen Angaben, die ich den gängigen Tabellen entnommen habe, glaube ich, Folgendes bewiesen zu haben:

a) Den Ackerböden wird von den großen Ernten, die wir durch den Einsatz von Kunstdüngern erzielen, immer mehr Magnesium entzogen.

b) Zu diesem Primärmangel an Magnesium kommt bei manchen Böden ein bedingter oder Sekundärmangel, verursacht durch den starken Einsatz von Kalzium- und Kaliumdüngern.

c) Im Gegensatz zu manchen Aussagen der Medizin ist nicht der grüne Pflanzenbestandteil unserer Nahrung Hauptlieferant des Magnesiums, sondern es kommt vorwiegend in Früchten und Samen vor.

d) Die Pflanzen können eine prächtige grüne Farbe haben und trotzdem an Magnesiummangel leiden. Einem derartigen Mangel kann es in vielen Fällen zugeschrieben werden, wenn Früchte abfallen, bevor sie reif sind.

Weitere Gründe für den Rückgang des Magnesiumgehalts in der modernen Ernährung

Seit einigen Jahrzehnten wird in vielen Ländern der westlichen Welt von Bäckereien, Konditoreien, von der Teigwarenindustrie usw. vorwiegend Weißmehl verwendet. Dafür gibt es verschiedene Gründe, zum Beispiel die jahrelang produzierten Getreideüberschüsse, aber auch die Vorliebe der Verbraucher für solche Produkte und schließlich die Interessen der Mühlenindustrie. Wie wir aber gerade festgestellt haben, ist der Magnesiumanteil in Vollkornbrot im Vergleich zu Weißbrot etwas mehr als dreimal so hoch.

Ein weiterer Faktor ist das Salz. Das Meersalz enthält ungefähr 0,5–1 % Magnesiumsalze, die sehr hygroskopisch sind, d.h., sie haben das Bestreben, ihrer Umgebung Feuchtigkeit zu entziehen. Säcke mit Meersalz werden deshalb schnell feucht und dort, wo sie stehen, hinterlassen sie Salzspuren. Aus diesem Grund wird seit zwei oder drei Jahrzehnten allgemein Speisesalz verwendet, bei dem die Magnesiumsalze ausgefällt werden. Das so gewonnene Produkt ist trocken, feinkörnig, leicht zu lagern und bequem zu verwenden. Allen diesen Vorteilen steht leider ein Nachteil gegenüber: Wir haben dadurch einen Teil unserer Magnesiumzufuhr verloren.

Magnesiumgleichgewicht und seine im letzten Jahrhundert vom Menschen hervorgerufene Störung

Bevor der Mensch Ackerbau und Viehzucht betrieb, lebte er von wilden Früchten und von der Jagd. Im Laufe seiner Entwicklung lernte er, die Erde zu bestellen und Haustiere zu halten. An dieser Lebensweise änderte sich die Geschichte hindurch wenig. Monokulturen und Großtierhaltung sind erst Erscheinungen neueren Datums. Bis etwa zur Mitte des letzten Jahrhunderts war es in der Landwirtschaft üblich, Felder zu bestellen und gleichzeitig Kühe, Schweine, Hühner usw. zu halten. Der Boden ernährte gleichermaßen Mensch und Vieh und alle tierischen und pflanzlichen Abfälle kamen letztendlich als Dünger wieder in den Boden zurück.

Dann musste eine wachsende Stadtbevölkerung von der Landwirtschaft miternährt werden. Sobald die Transportverhältnisse es zuließen, begann man darum, den Boden mit Produkten wie z.B. Guano zu düngen. Guano enthält sehr viel Stickstoff, Phosphor, Kalzium, Kalium und Magnesium und wird aus den mächtigen Ablagerungen von Vogelkot und Tierleichen gewonnen, die sich vor allem auf den Inseln vor der Küste Chiles und Perus gebildet haben, wo es ausgesprochen viele Seevögel gibt. Diese Rückstände stellen einen hervorragenden, ausgewogenen Naturdünger dar, der zwar in erster Linie wegen seines Phosphorgehalts verwendet wurde, den Pflanzen aber auch andere lebenswichtige Stoffe, wie Stickstoff, Kalium und Magnesium, zuführte.

Als im Ersten Weltkrieg Deutschland der Seeweg abgeschnitten war, begann man dort mit der industriellen Nutzung der Ammoniaksynthese, die Haber erfunden und Bosch in die Praxis umgesetzt hatte. Für dieses Verfahren benötigt man Stickstoff aus der Luft und Wasserstoff, der durch Wasserelektrolyse gewonnen wurde. Damit hatte man den ersten künstlichen Dünger gewonnen, denn Ammoniak, vor allem in Form von Ammoniumsulfat, wurde in der Folgezeit in großen Mengen zur Stickstoffbodendüngung verwendet.

Die Bodenerträge stiegen damit an, am meisten beim Futtermittelanbau, aber die chemischen Dünger, wie Ammoniumsulfat, Ammoniak und Harnstoff, führten dem Boden nur Stickstoff zu, bestenfalls noch Schwefel durch das Sulfat, mehr aber nicht. Dadurch entstand ein Ungleichgewicht. Bei dieser Methode bekommt der Boden die Stoffe, die ihm die Ernten in großem Umfang entziehen, zurück, andere Elemente jedoch werden ihm vorenthalten, die die Pflanzen früher in einer für ihr Wachstum optimalen Menge aufnahmen, was gleichzeitig auch dem Wohl von Mensch und Tier diente.

In der heutigen Düngepraxis ist es üblich, außer Stickstoffdünger auch phosphor- und kaliumhaltige Produkte zu verwenden. Man weiß zwar, dass die Ernten den Böden jährlich zwischen 20 und 30 kg Magnesium pro Hektar entziehen, trotzdem gibt man Magnesiumverbindungen in der Regel nur in Ausnahmefällen. Dazu gehört zum Beispiel, dass das Aussehen der Blätter einen Magnesiummangel ohne weiteres erkennen lässt; auch werden sie zuweilen für die Düngung von Mandelbäumen eingesetzt oder Dolomite werden zum Tünchen verwendet.

In den Büchern über Ackerbau wird die Bedeutung des Magnesiums schon anerkannt und auch nicht bestritten, dass es den Böden in beträchtlichem Umfang entzogen wird. Doch herrscht noch die weiter oben zitierte Meinung vor, dass ‚alle Böden reich an Magnesium sind und sich ein Defizit über die Düngung mit Mist ausgleichen lässt'.

Die Wirklichkeit sieht anders aus. Der Mensch hat den natürlichen Kreislauf ‚Boden – Nahrungspflanzen – Mensch/Vieh – Boden' zerstört. Er selbst spielt in diesem Kreislauf schon deswegen keine Rolle mehr, weil die Abwässer der Städte über Kloaken und Flüsse ins Meer gelangen. Die Düngung mit Stallmist bringt den landwirtschaftlich genutzten Flächen ebenfalls keinen nennenswerten Magnesiumgewinn, weil schon in den Futterpflanzen das Defizit vorhanden ist.

Diese Unterbrechung des natürlichen Kreislaufs und das dadurch bewirkte Ungleichgewicht in den Böden sind zum großen Teil für die mangelhafte Magnesiumversorgung von Menschen und Tieren verantwortlich. Zusammen mit den im vorigen Kapitel beschriebenen Faktoren – Reinigung des Meersalzes und gesteigerter Konsum von weißen Mehlen und sonstigen verfeinerten Lebensmitteln – führt es dazu, dass auch eine theoretisch ausgewogene Ernährung einen zu geringen Magnesiumgehalt hat. Gegenüber einer wünschenswerten Menge von 600–800 mg täglich erbringt sie nicht mehr als 200–300 mg.

Ein weiterer, teilweise auch unter Ärzten verbreiteter Irrtum besagt, dass der Mensch 3–5 mg Magnesium pro Kilogramm Körpergewicht und Tag braucht. Inzwischen ist es aber erwiesen, und lässt sich durch die einschlägige Fachliteratur belegen, dass der tägliche Magnesiumbedarf 7–10 mg pro kg Körpergewicht beträgt, bei schwangeren und stillenden Frauen 15 mg, und dass sich diese Zahl bei Kindern und schnell wachsenden Jugendlichen sogar auf 20–30 mg erhöhen kann.

Die Rolle des Magnesiums im Organismus der Lebewesen

Welche Rolle spielt dieses Element im Stoffwechsel der Lebewesen?

Es ist an allen biologischen Synthesen beteiligt, weil es zusammen mit den so genannten energiereichen Phosphatmolekülen Komplexe bildet. Diese Moleküle können durch Hydrolyse der Phosphat- und Pyrophosphat-Verbindungen Energie abgeben. Außerdem spielt es eine Rolle beim so genannten aktiven Transport durch Zellmembranen und damit für die Wiederherstellung des elektrischen Potenzials der elektrisch reizbaren Zellen, wie der Neuronen und der Muskelfasern, und – wie bereits erklärt – in der Aufrechterhaltung des Aktionspotenzials der Nervenendigungen. Schon diese kurze Aufzählung lässt uns erkennen, welche große Bedeutung eine ausreichende Versorgung mit Magnesium für den ganzen Organismus hat.

Wir wissen heute, wie die Proteinsynthese der Lebewesen abläuft. Es ist genau bekannt, dass Magnesium benötigt wird zur Bildung der m-RNS (Messenger-Ribonucleinsäure), zur Verbindung der Aminosäuren mit der t-RNS (transfer-RNS), für den Beginn der Bildung der Proteinkette und zu ihrer Verlängerung. Darüber hinaus ist es in Form von Chlorid, d.h. als Ion, in einer verhältnismäßig hohen Konzentration im Zytoplasma der Zelle nötig, weil es sonst bei der Proteinsynthese zu keiner dauerhaften Anlagerung der beiden Ribosomen-Untereinheiten kommt, die den Komplex Ribosomen-RNS bilden. Nach Angaben von Professor Nomura, einem Spezialisten auf dem Gebiet der Korpuskeln des Zellzytoplasmas, muss die Konzentration bei 10 Millimol oder 0,01 Mol liegen, damit die beiden Bestandteile, also die Untereinheiten, nicht wieder zerfallen.

Im Folgenden werden wir die Proteinsynthese, die eine außerordentliche Bedeutung für alle Lebewesen hat, im Einzelnen durchgehen.

Die Proteinsynthese

Die DNS (**D**esoxyribo**n**uclein**s**äure), die unseren genetischen Code enthält, wird durch ein Enzym dazu gebracht, eine Transkription in Form einer m-RNS zu bilden. Hierfür entdrillt sich die DNS-Spirale mit einer Geschwindigkeit von 10.000 Drehungen pro Minute und es bildet sich eine RNS mit Purin- und Pyrimidin-Basen, die komplementär zu denen der DNS sind, allerdings mit Uracyl anstelle von Thymin. Dieser RNS-Strang enthält die Information, welche der Protein bildenden Aminosäuren sich in welcher Reihenfolge verbinden müssen. Schon zur Bildung dieses Stranges ist Magnesium erforderlich. Vereinfachend können wir sagen, dass die DNS in Gegenwart von Magnesium die m-RNS bildet:

$$\text{DNS} \xrightarrow{\text{Mg++}} \text{RNS}$$

Die m-RNS dringt in das Zytoplasma der Zelle ein und verbindet sich dort mit dem kleineren Teil eines Ribosoms. Durch nachfolgende Anlagerung des größeren Teiles bildet sich dann der m-RNS-Ribosomen-Komplex. Nun wissen wir durch Prof. Nomura, der sich, wie oben gesagt, auf das Studium der Ribosomen spezialisiert hat, dass dieser Ribosomenkomplex nur bei einer relativ hohen Magnesiumchloridkonzentration stabil ist und zwar bei 10 Millimol.

Auch die vier großen Stufen bei der Bildung der Polypeptidkette im Organismus sind genau bekannt. Wir wissen deshalb, dass für die ersten drei Stufen der Proteinsynthese Magnesium notwendig ist. Also können wir das obige Schema folgendermaßen erweitern:

$$\text{DNS} \xrightarrow{Mg^{++}} \text{RNS} \xrightarrow{Mg^{++}} \text{Proteine}$$

Andererseits haben die Genetiker festgestellt, dass es bei unserer DNS Gene mit außerordentlich vielen Kopien (bis zu 100.000) gibt, und sie glauben, dass das Gen mit den meisten Kopien die Speicherung der Informationen für die Kollagenbildung enthält. Das Kollagen stellt allein mehr als ein Drittel aller Proteine unseres Körpers dar. Deshalb ist es auch nicht verwunderlich, dass wir identische Gene haben, die die gleichzeitige Bildung vieler Kollagenmoleküle erlauben. Weiterhin vermutet man, dass ein beträchtlicher Teil des gesamten genetischen Codes der höheren Lebewesen, und damit auch des Menschen, Informationen für die Bildung von Antikörpern enthält, bei denen es sich ebenfalls um Proteine handelt. Wenn man bedenkt, welche Bedeutung Antikörper beim Kampf gegen Infektionen, also für das Überleben von Menschen und Tieren haben, ist auch das nicht erstaunlich.

Als mir im Laufe meiner Biochemiestudien diese Tatsachen bewusst wurden, verstand ich den Zusammenhang zwischen der Einnahme von Magnesium, dem Verschwinden der Furunkel, der geringen Häufigkeit bestimmter Erkrankungen und der Heilung meiner Arthrose.

Magnesium allein genügt nicht, um Störungen wie Arthrose und Anfälligkeit für Infektionen zu verhindern, weil die Proteinbildung folgende Bestandteile unbedingt voraussetzt: Enzyme, Aminosäuren (aus den Proteinen unserer Nahrung), Magnesium und beim Kollagen auch noch Vitamin C.

Warum verschwanden aber meine Probleme schon bei der Einnahme von Magnesium? Weil meine Ernährung sehr ausgewogen war, auch hinsichtlich der Proteine. Nur das Magnesium hatte gefehlt. Einen mehr oder weniger ausgeprägten Magnesiummangel haben viele Menschen. In bestimmten Situationen kann er dann akut werden, beispielsweise während einer Schwangerschaft oder in der Stillperiode, bei Krankheiten, während der Wachstumsphasen bei Kindern, in den Wechseljahren und wenn Stress oder allgemeine Probleme zunehmen. Für die Proteinsynthese hatte meiner Ernährung außer dem Magnesium nichts gefehlt, denn sie war ausgewogen, angefangen bei einem reichhaltigen Frühstück, das mich schon mit Proteinen, Vitaminen und Spurenelementen versorgte.

Bei meiner Beratungstätigkeit habe ich immer wieder festgestellt, dass auch Aminosäuremangel vorkommen kann, beispielsweise bei Personen, die sich einseitig und vorwiegend vegetarisch ernähren. Aus den Gesprächen mit Arthrosekranken ergibt sich häufig, dass ihrer Nahrung Proteine fehlen oder dass sie nur reichlich in einer Mahlzeit vorkommen, in einer anderen dagegen, zum Beispiel im Frühstück oder im Abendessen, überhaupt nicht. Vitamin-C-Mangel gibt es in Spanien kaum, da praktisch jedermann Obst, Fruchtsäfte und rohe Gemüse oder Salat auf dem Speiseplan stehen hat.

Arthrosekranke sollen deshalb aber keineswegs Unmengen von Proteinen zu sich nehmen. Alles hat sein Maß. Nur eine ausgewogene Ernährung ist gesund. Enthält sie übermäßig viele Proteine, so formt die Leber die überschüssigen, vom Körper nicht benötigten Aminosäuren in verschiedene Substanzen um, die keinen Stickstoff mehr enthalten und dem Zucker- und Fettstoffwechsel zugeführt werden. Aus dem Stickstoff bildet sich Harnstoff. Dieser gelangt in das Blut, wird durch die Nieren ausgefiltert und mit dem Harn ausgeschieden.

Übermäßiger Proteinkonsum belastet also die Leber, erhöht den Harnstoffgehalt des Blutes und zwingt die Nieren dazu, mehr Harnstoff zu filtrieren. Dazu kommt noch etwas anderes. Die Zellen aller Lebewesen, auch der Tiere und der Pflanzen, enthalten Nucleinsäuren, die unter anderem aus Purin- und Pyrimidin-Basen aufgebaut sind. Wenn die Nieren überlastet sind, werden die Purinbasen umgebaut, vorwiegend zu Harnsäure. Im Gegensatz zu

Harnstoff ist sie kaum in Wasser, somit auch nicht in Blut löslich. Vielmehr bildet sie Ablagerungen in den Muskeln und Gelenken, die die charakteristischen Gichtschmerzen hervorrufen.

Es kann also vorkommen, dass eine Arthrose durch Magnesiummangel entstanden ist, sich das Leiden bei übermäßiger Proteinzufuhr dann aber noch verstärkt, weil zusätzlich zu den von abgenützten Knorpeln und eingeklemmten Nerven verursachten Beschwerden die Schmerzen auftreten, deren Ursache solche Ablagerungen von Kristallen der Harnsäure und harnsaurer Salze in Gelenken und Muskeln sind.

Bei proteinarmer Ernährung dagegen fehlen dem Organismus zwei wesentliche Elemente zur Bildung des Kollagens: das Magnesium und die Aminosäuren. Diesen Fällen begegne ich häufig. Arthrosekranke erhalten von Ärzten die Auskunft, dass ihre Krankheit nicht heilbar, sondern progressiv und irreversibel sei, da sich abgenutzte Knorpel ja angeblich nicht regenerieren können. Sie gehen dann oft zu ‚Kurpfuschern', die ihre Schmerzen mit überhöhten Harnsäurewerten erklären. Darauf folgt eine vorwiegend vegetarische, unausgewogene Diät und der Zustand des Kranken wird immer schlimmer.

Eine gut zusammengestellte vegetarische Diät könnte sogar zu einer Besserung führen, wenn sie magnesiumreiche Samen und Früchte, wie Mandeln, Haselnüsse, Datteln, Feigen und getrocknete Aprikosen, vorsieht. In solchen Fällen wird auch oft das sehr magnesiumhaltige Soja eingesetzt, ebenso Vollkorngetreide und Meersalz. Im Laufe meiner Tätigkeit auf diesem Gebiet habe ich allerdings feststellen können, dass sich der Erfolg bei einer gemischten Ernährung viel schneller und sicherer einstellt, wenn also auch Fleisch und Fisch auf dem Speiseplan erscheinen und die Gelatine aus den gekochten Knochen verwendet wird.

Magnesiumgehalt des Blutes – Probleme bei akutem Magnesiummangel

Es ist heute bekannt, dass die ideale Magnesiumkonzentration im Blutserum bei 22–25 mg/l liegt. Sinkt die Konzentration auf etwa 14 mg/l, so setzen die Spasmen im Herzmuskel ein. Deshalb kommt es bei akutem Magnesiummangel oft zu einem Gefühl wie bei Angina pectoris, zu Atembeschwerden, Herzjagen und Beklemmungszuständen. Häufig zu beobachten sind auch Krämpfe in den Beinen (ganz üblich bei schwangeren Frauen), allgemeine Körperschwäche, große Müdigkeit beim Aufwachen, Zucken in den Augenlidern und Funktionsstörungen der Schließmuskel, die zu unkontrolliertem Harnverlust führen können.

- Eine Konzentration von 22–25 mg/l entspricht der üblichen Mengenbezeichnung von 2,2–2,5 mg/100 ccm.

Menge und Verteilung des Magnesiums im menschlichen Körper

Ein Erwachsener hat 21–24 g Magnesium im Körper, zumindest sollte er es haben. Zu 99 % befindet es sich im Zellinneren. Magnesium und Kalium bilden die intrazellulären Kationen, während Kalzium und Natrium vor allem in der die Zellen umgebenden Flüssigkeit und im Blut vorkommen.

Der größte Teil des Magnesiums entfällt mit etwa 70 % auf das Knochengewebe, vor allem auf die Knochenhaut, die als Membran die Knochen umschließt. Etwa 29 % finden sich in den weichen Geweben (Muskeln, Nerven, Eingeweide) und 1 % sind im Blutplasma, in der Gehirn-Rückenmark-Flüssigkeit und in den Magensäften enthalten.

Der tägliche Bedarf liegt zwischen 600 mg und 900 mg. Das Magnesium wird über den Dünndarm aufgenommen, allerdings nur zu etwa einem Drittel, also ziemlich unvollständig. Die Ausscheidung erfolgt über Stuhl, Harn und Schweiß. Der Stuhl enthält neben den nicht resorbierten zwei Dritteln der täglichen Zufuhr weitere 25–50 mg aus den Verdauungssäften. Mit dem in 24 Stunden anfallenden Harn werden zwischen 75 mg und 100 mg ausgeschieden. Bei Magnesiummangel ist dieser Wert deutlich niedriger, liegt aber auf keinen Fall unter einem Minimum von 12 mg. Der Magnesiumverlust mit dem Schweiß ist in gemäßigten Breiten unerheblich, kann sich aber unter bestimmten Bedingungen, wie bei Fieber, längerer Anstrengung usw., verstärken.

Physiologische Wirkung des Magnesiumions

Da das Magnesium eine große Rolle in der Biochemie des Organismus spielt, wie wir weiter oben schon erwähnt haben, werden wir uns in diesem Abschnitt näher damit befassen. Magnesium begegnet uns bei bestimmten Stoffwechselvorgängen, und zwar bei der Synthese von Zucker, Fetten und Proteinen, ist am Säure-Basen-Gleichgewicht beteiligt, an den Oxoreduktionen und am hydroelektrolytischen Gleichgewicht.

Wegen seiner herausragenden Rolle bei der Bildung der Proteine hat das Magnesium eine außerordentlich große Bedeutung für die so genannte Immunantwort des Organismus, bei der die Phagozytose angeregt wird, ebenso wie für die Bildung von Antikörpern, für die Regeneration der Knorpel und für den Aufbau der Proteine, die die Viskosität der Gelenksflüssigkeit bewirken.

Die beiden letzten Punkte, nämlich Bildung von Kollagen, das die Abnutzung der Knorpel verhindert, und Bildung der Proteine für die Gelenksschmiere, werden normalerweise außer Acht gelassen. Daher kommt es, dass man Arthrose und verschiedene Formen von Arthritis für unheilbar hält und Behandlungen verschreibt, die nur die Symptome lindern. Die wahren Ursachen werden weder gesucht noch behandelt.

Diese Unkenntnis ist besonders dann bedenklich, wenn Medikamente verschrieben werden, die den Patienten schweren Schaden zufügen können. Zu den vielen Leidtragenden auf diesem Gebiet zähle auch ich mich. Schon zu Anfang habe ich geschildert, dass ich lange Zeit an Arthrose litt, genau vom einunddreißigsten bis zum zweiundfünfzigsten Lebensjahr. Die Ärzte gaben zwar ehrlich zu, dass die verschriebenen Medikamente keine Heilwirkung hätten, sondern nur schmerzlindernd wirken könnten, und sie rieten mir, sie mit Vorsicht einzunehmen; trotzdem aber bekam ich durch diese Behandlungen große Beschwerden, unter anderem Diabetes, wahrscheinlich als Nebenwirkung eines Corticosteroids.

Ich kann nicht oft genug wiederholen – weil ich sicher bin, dass es für viele Menschen von Bedeutung ist und ihnen damit große Schmerzen und Beschwerden erspart werden können – dass es auf chronischen Magnesiummangel schließen lässt, wenn bei ausreichender Zufuhr von Proteinen und Vitamin C durch die Nahrung Arthrose vorliegt.

Im Laufe meiner Tätigkeit habe ich weiterhin beobachtet, dass sich bei schwerem Magnesiummangel nicht nur die schon erwähnten Symptome wie Schmerzen in der Herzgegend und Herzjagen einstellen, sondern dass die Patienten in vielen Fällen auch Arteriosklerose haben sowie Oxalatsteine und Kalziumoxalatkristalle im Harn.

Schließlich ist Magnesium auch wirksam gegen Stress, Allergien, Entzündungen und Thrombosen. Es hat eine Schutzfunktion für das Herz, ist beteiligt an der Repolarisierung der Zellen, an der Übertragung der Nervenströme und an der Muskelentspannung.

Magnesium und Kalzium

Obwohl wir etwa 1.200 g Kalzium im Körper haben und nur etwa 24 g Magnesium, ist unser täglicher Bedarf an beiden Elementen nahezu gleich hoch. Das unterstreicht die Bedeutung des Magnesiums für den Stoffwechsel. Verändert sich das Ca/Mg-Verhältnis zugunsten des Kalziums, erhöht sich der Anteil der Kalziumionen im Blut. Beschwerden verschiedenster Art sind die Folge. Die Verkalkung der Arterien führt zu Arteriosklerose, doch außerdem können Lungen, Nieren, Herzklappen usw. kalzifizieren. Betrifft die Arteriosklerose vor allem den Kopfbereich, so zeigen sich Gedächtnisschwäche, nachlassende Sehkraft und Hörbeschwerden. Die Lungenverkalkung macht sich durch asthmaähnliche Symptome bemerkbar, die der Nieren führt zu Niereninsuffizienz, außerdem zum Auftreten von Oxalat- und Phosphatsteinen in den Nieren und von Kalziumoxalatkristallen im Harn.

Magnesium und Kalium

Das Magnesium sorgt zusammen mit den ATP-Molekülen (ATP = **A**denosin**tri****p**hosphat) für ein ausgeglichenes elektrisches Membranpotenzial, wodurch eine hohe Kaliumkonzentration im Zellinneren gewährleistet wird. Das dadurch erreichte Ionengleichgewicht ist Bedingung für den korrekten Ablauf der chemischen Vorgänge in der Zelle. Kommt es zu einer Depolarisierung der Membran, tritt Natrium, das in der die Zellen umgebenden Flüssigkeit reichlich vorhanden ist, in das Zellinnere ein und Kaliumsalze treten aus. Durch die vom Magnesium-ATP betätigte Natriumpumpe wird dann das richtige Verhältnis wieder hergestellt.

Vor einigen Jahren hat man auch die Wechselbeziehung zwischen Magnesiummangel und dem Spasmophilie-Syndrom erkannt. Es konnte genau geklärt werden, dass und wie ein Magnesiumdefizit Kaliummangel in der Zelle bewirkt und als Folge davon bestimmte Arten von Tetanie auslösen kann.

Weiterhin hat man bewiesen, dass ein solches Defizit noch für andere Beschwerden verantwortlich ist:

a) Neurologische und psychische Störungen: Kopfschmerzen, Schwindel, Schlaflosigkeit, Kreislaufbeschwerden, Ermüdung der Augen und Zucken der Augenlider.

b) Verdauungsstörungen: schlechte Verdauung, Krämpfe, Reizkolon, Blähungen und bestimmte Allergien. Magnesiummangel kann die Ursache für eine träge Leber und eine langsam kontrahierende Gallenblase sein.
c) Beschwerden an Herz und Gefäßen: Herzrhythmusstörungen, Herzjagen, bestimmte Herzschmerzen, periphere vasomotorische Störungen, wiederholt auftretende Thrombophlebitis und Bluthochdruck.

Auch sollte man aufmerksam werden, wenn jemand eine Neigung zu Thrombosen hat; es könnte ein Magnesiummangel vorliegen. Mit diesem Thema befassten sich auf dem II. Weltsymposium über Magnesium verschiedene Beiträge: von Durlach (Frankreich), Anderson (USA), Helbig (Deutschland) und von Lehir mit seinem Team (USA).

Die Einnahme von Magnesium und die Vermeidung fester Fette versprechen Erfolge bei der Behandlung der Arteriosklerose, die man ebenfalls für irreversibel gehalten hatte.

Schwangerschaft und Magnesiummangel bei Kindern

Der Magnesiumbedarf während der Schwangerschaft ist doppelt so hoch wie normal, gegen Ende sogar dreimal so hoch. Bei Magnesiummangel kommt es zu den in diesem Zustand typischen Beschwerden: Erbrechen, schmerzhafte Kontraktionen, Rückenschmerzen, Schlaflosigkeit, Kraftlosigkeit, Unruhe und Krämpfe in Armen und Beinen.

Der junge Organismus braucht vier- bis fünfmal mehr Magnesium als der Organismus eines ausgewachsenen Menschen. Magnesiummangel bei Kindern kann zu folgenden Beschwerden führen:

Konvulsionen ohne Bewusstseinsverlust, Zittern, Aufregung, Unruhe, geistige Verwirrung, depressive Phasen, schwere Träume, Aggressivität. Oft entstehen daraus dann auch Probleme in der

Lehre oder in der Schule. Hinzu kommen Apathie, manchmal ein Druck in der Brust, Trägheit und Schmerzen im Unterleib und in den Beinen.

Ebenso können bestimmte Arten von Asthma und häufig auftretende Rachenschleimhautentzündungen und Bronchitis Folgen eines Magnesiumdefizits sein.

Magnesium und Nieren – Überversorgung mit Magnesium

Eine zu reichliche Aufnahme von Magnesium ist sehr selten. In der Praxis ist sie nur bei exzessiver Behandlung mit Magnesiumsalzen und gleichzeitiger nicht erkannter Niereninsuffizienz möglich. Magnesium wird ebenso wie Natrium über Stuhl, Harn und Schweiß ausgeschieden.

In der Neurologischen Klinik des Cochin-Hospitals in Paris wird von den Doktoren Desgrez und Monsaingeon Magnesium interessanterweise bei der Behandlung eingesetzt, da es die Bildung von Kalziumoxalatkristallen verhindert. Wie einer von ihnen in Kanada vorgelegten Arbeit zu entnehmen ist, ging bei einer Magnesiumacetatdosis von 60 mg/kg die renale Oxalatkristallbildung, die man bei Ratten künstlich hervorgerufen hatte, zurück und bei einer Dosis von 80 mg/kg verschwand das experimentell provozierte Steinleiden praktisch vollständig.

Bei Menschen mit Oxalatsteinleiden erzielten sie mit einer Dosis von mehr als 300 mg Magnesium pro Tag nicht nur eine stabilisierende Wirkung, sondern in einigen Fällen sogar ein teilweises oder vollständiges Verschwinden der Steine. Mehrere aufeinander folgende Röntgenuntersuchungen bestätigten die Ergebnisse.

Üblicherweise wird Magnesium nicht nur als Acetat, sondern häufiger in Form von Carbonat, Chlorid, Oxid, Hydroxid oder in anderen Verbindungen verwendet, in denen es in ionischer Form enthalten ist.

Nahrungsmittel mit hohem Magnesiumgehalt – mögliche Beeinträchtigung der Magnesiumresorption

Nahrungsmittel mit hohem Magnesiumgehalt sind Kakao, Soja, Hülsenfrüchte, Mandeln, Haselnüsse, Walnüsse, getrocknete Feigen, Datteln, getrocknete Aprikosen, Vollkorngetreide, kleine Meeresfrüchte in der Schale.

Weniger Magnesium enthalten Mollusken, Krustentiere, fette Fische, Spinat, Käse, Bananen.

Einen geringen Magnesiumgehalt haben Fleisch, Fisch, Eier, Milch, Gemüse und Obst.

Durch bestimmte Faktoren kann die Magnesiumresorption im Körper beeinträchtigt werden. Dazu zählen:

a) eine zu fettreiche Ernährung
b) Phosphor- und Kalziumüberschuss
c) eine sehr proteinreiche Nahrung
d) eine über längere Zeit eingehaltene Abmagerungsdiät

Die Magnesiumresorption der Pflanzen wird beeinträchtigt durch die Verwendung von sehr kaliumhaltigen Düngern.

Orale Behandlung mit Magnesium

Wurde ein Magnesiummangel festgestellt, so lässt sich dieser durch die tägliche Einnahme von 5 mg Magnesiumion pro kg Körpergewicht ausgleichen. Bei einem Gewicht von 60 kg entspricht das einer Tagesration von 300 mg Magnesium. Die Dosis erhöht sich bei Kindern, Schwangeren oder stillenden Müttern und ebenso bei chronischem und akutem Magnesiummangel, kalziumhaltige Medikamente dürfen keinesfalls gleichzeitig eingenommen werden.

Im Normalfall ist die Einnahme von etwa 3 g kristallinem Magnesiumchlorid bei sehr starkem Magnesiummangel und 2 g bei nicht akutem, chronischem Mangel ausreichend.

Bei Neigung zu Durchfall sollte man diese Gesamtdosis in drei oder vier Gaben über den Tag verteilt einnehmen, um so die unerwünschte abführende Wirkung zu vermeiden. Bei Magensäureüberschuss kann man anstelle des Magnesiumchlorids 1–2 g Magnesiumcarbonat täglich, je nach Bedarf, einnehmen. Dies ist auch für Kinder zu empfehlen, da es geschmacksneutral ist, ohne zu viel Säure zu enthalten. In diesem Fall kann es zusammen mit Saft, Salat oder Joghurt genommen werden. Mittlerweile findet man auch Magnesiumlaktat in Form von Kapseln oder Granulat, das nicht abführend wirkt und mit jeder Form von Nahrung eingenommen werden kann. Nach Erkenntnissen der verschiedenen Kongresse und Studien in den 80er Jahren, die sich mit Magnesium befasst haben, werden höhere Dosen an Magnesium empfohlen, als ich sie in diesem Kapitel beschrieben habe. Damit sollen die Kalziumoxalatsteine der Niere aufgelöst und die Bildung neuer Steine verhindert werden. Außerdem gilt dies bei Osteoporose, Arthrose, bei bestimmten neurologischen Störungen und in allen Fällen, in denen sich eine Nahrungsergänzung mit diesem Mineralstoff empfiehlt.

Bäder mit Meersalz

In manchen Gegenden der südostspanischen Küste weist das Meerwasser einen überdurchschnittlich hohen Gehalt an Magnesiumsalzen auf. Das trifft zum Beispiel auf die Salinen des Mar Menor in der Provinz Murcia zu, wo sich die Konzentration von Magnesiumchlorid und -sulfat auf etwa ein Prozent beläuft; außerdem enthält das Wasser dort keine Schwermetalle, wie Blei oder Quecksilber. So erklärt sich die außerordentlich wohltuende Wirkung der Bäder bei verschiedenen Arten von Rheuma und Arthrose.

Das Meerwasser ist sehr zuträglich für die Behandlung von Arthrose, Arthritis und anderen Beschwerden, die mit Magnesiummangel zusammenhängen, Kälte dagegen ist schädlich.

Noch einmal: Magnesium und Arthrose

Hier komme ich wieder auf meine eigenen Erfahrungen zurück. Seit der Geburt meines vierten Kindes hatte ich dauernd Schmerzen im Rücken (ich nannte sie ‚Nierenschmerzen'), im Kopf und in den Beinen; ich litt unter Schwäche und Müdigkeit, die mich physisch niederdrückte. Ich war vollkommen deprimiert. Die Symptome verstärkten sich während der folgenden Schwangerschaft und wurden extrem, als ich mein sechstes Kind erwartete. Manchmal war mir so sterbenselend zumute, dass ich mir sogar den Tod herbeiwünschte. Niemand verstand mich. Meine Angehörigen sahen, dass ich weder Fieber noch eine regelrechte Krankheit hatte. Sie konnten sich nicht vorstellen, wie schlecht es mir ging. Auch die Ärzte konnten mir nicht helfen, weil sie ganz einfach nicht erkannten, woher meine Leiden kamen.

Aus einem chronischen Magnesiummangel wurden während meiner Schwangerschaften akute Magnesiumausfallserscheinungen. Sie waren die Ursache aller meiner Beschwerden. Ich war nämlich auch ständig erkältet, hatte oft Halsentzündungen (für die ich anfällig bin) und Grippeerkrankungen zwangen mich häufig, tagelang im Bett zu bleiben. Die Arthrose verschlimmerte sich trotz meiner theoretisch sehr ausgewogenen Ernährung unablässig, wie ich im ersten Teil des Buches ausgeführt habe.

Glücklicherweise haben wir inzwischen die Erklärung dafür gefunden, warum bei so vielen Menschen die Knorpel ungewöhnliche Verschleißerscheinungen aufweisen, obwohl die Ernährung in der heutigen Zeit in den so genannten entwickelten Ländern im Allgemeinen sehr proteinhaltig ist.

Wir wissen heute, was der Organismus braucht, um Proteine bilden zu können:

- Aminosäuren, kodifiziert durch unsere DNS, für die die Nahrung die Proteine liefert.
- Magnesium in Form der energiereichen Komplexe wie ATP oder GTP (Guanosintriphosphat).
- Magnesium als Ion, besonders in Form von Chlorid.
- Für die Synthese des im Knorpel am stärksten vertretenen Proteins Kollagen braucht er zusätzlich Vitamin C zur Bildung der Wasserstoffbrücken, die sozusagen die drei Stränge der ‚Kollagenschnur' zusammenhalten.

Offensichtlich nehmen die meisten Menschen in der westlichen Welt ausreichend Proteine zu sich. Oft ist der Proteinanteil der Nahrung sogar zu hoch und wirkt dann schädlich, weil er – wie wir schon gesehen haben – zur Bildung von Harnsäure führt und damit Gicht verursacht. Im Allgemeinen verfügen wir auch über genügend Vitamin C, das in bestimmten Obstarten, wie in Zitrusfrüchten, Erdbeeren, Kiwis, Ananas, und in bestimmten Gemüsesorten in hohem Maße enthalten ist. Das zur Proteinbildung unerlässliche Element, an dem es uns Menschen der modernen Welt mangelt und das oft auch bei der Viehzucht fehlt, ist das Magnesium.

Bei Frauen, Männern und sogar Jugendlichen stellt man immer häufiger und in immer früheren Jahren Arthrose fest. Ein vergleichbares Phänomen zeigt sich bei den Haustieren und in der Großtierhaltung. In Spanien gibt es Arthroseerscheinungen sogar bei Kampfstieren, denen manchmal die Knie den Dienst versagen. Auch bei Hühnern stellen wir Mangelerscheinungen fest; ihre Knochen sind graubraun. Vor 40 oder 50 Jahren gefiel es mir, die schillernden Reflexe der weißen Membran zu beobachten, die die Knochen überzieht. Damals waren sie glatt, weiß, man kann fast sagen schön; jetzt sind sie porös, dunkel, mit blutigen Stellen.

Nach einer Untersuchung, die 1976 auf dem II. Weltsymposium für Magnesium in Montreal von Frau E. M. Carlisle von der Universität von Los Angeles (USA) vorgestellt wurde und die sich mit dem Magnesiumgehalt in verschiedenen Geweben des menschlichen Körpers befasst, hat man die größte Konzentration im Periost, also in der Knochenhaut, festgestellt. Dieser Befund ist aussagekräftig genug, um zu verstehen, warum Magnesiummangel sich so häufig als Arthrose äußert. Genau erklärt er die blutig-graue Farbe der Hühnerknochen.

Die Heilung meiner Arthrose ist kein Einzelfall. Bei ausgewogener Ernährung mit genügend Vitaminen und Mineralstoffen und wenn kein Cortison verabreicht wird, bessert sich bei täglicher Einnahme von 300–400 mg Magnesium der Gesundheitszustand.

Zuerst spürt man, wie die Verspannungen im ganzen Körper verschwinden, vor allem in den Schultern, Armen und Händen. Nach einer guten Nachtruhe stellt das morgendliche Aufstehen auch keine Heldentat mehr dar. Das Herzjagen verschwindet, ebenso die Schmerzen der unechten Angina pectoris, das Zucken der Lider; nach und nach vergehen auch die Gelenksschmerzen und, falls die Genickpartie betroffen war, die Schwindelanfälle. Das Gefühl der Beklemmung weicht und die depressiven Zustände hören auf. Man ist wieder fähig zu denken, zu arbeiten, sich mit Leichtigkeit zu bewegen und das Leben erscheint nicht mehr grau in grau.

Bei Menschen um die 50 Jahre stellt sich die verbesserte Beweglichkeit der Gelenke nach ungefähr zwei Jahren wieder ein. Eine zufriedenstellende Besserung erzielt man schon nach vier bis neun Monaten. Doch es darf nicht übersehen werden, dass die Wiederherstellung des Kollagens in Knochen, Knorpeln und Sehnen mehrere Jahre braucht, je nach Schwere des Falles. Bei mir dauerte es zwei volle Jahre, bis ich von einem Parterreplatz aus die ganze Kinovorstellung mit derselben Kopfhaltung verfolgen konnte. Doch mein Zustand war ja so schlecht gewesen, dass ich nach Meinung des Arztes, der meine Lendengegend mit einem Stück des Beinknochens versteifen wollte, nicht einmal mehr operiert werden konnte.

Da ich Leiden und Schmerzen der Arthrosekranken wirklich aus eigener Erfahrung kenne, ist es für mich immer eine Befriedigung und eine Freude, wenn ich mit Nachdruck versichern kann, dass Arthrose heilbar ist, dass sich der Knorpel regenerieren kann und dass die weit verbreitete Ansicht, man könne eben nichts anderes tun, als den Arthrosekranken schmerzlindernde Mittel zu geben, falsch ist.

Ab und zu kommen aufgeweckte Leute zu mir und geben zu bedenken, dass früher nicht einmal bei älteren Menschen solche Störungen beobachtet wurden. Vor 50 Jahren hörte man in der Tat kaum etwas von Arthrose, dabei war das Arbeitsleben in der Regel viel härter als heute, wo man teilweise schon bei Zwanzigjährigen oder noch Jüngeren feststellt, dass sie abgenützte Gelenke und Bandscheiben haben. Einen anderen Einwand machte man in einer Milchzentrale geltend: Obwohl Kühe in Spanien noch nie so viele Proteine zu fressen bekamen wie heutzutage, war der Proteingehalt der Milch früher höher als jetzt.

Ich möchte antworten, indem ich darauf zurückkomme, wie die Proteinbildung der Lebewesen vor sich geht, und indem ich auf die unterschiedliche Ernährung in der Gegenwart und in früheren Zeiten eingehe.

Dank der wissenschaftlichen Forschungen auf dem Gebiet der Molekularbiologie kennen wir heute die Regeln, nach denen die Lebewesen ihre Proteine aufbauen. Man weiß sogar genau, in welchen Stadien der Proteinbildung hohe Magnesiumkonzentrationen in Form von Komplexen oder in Form von Ionen benötigt werden, damit die Synthese stattfinden kann. Darüber hinaus ist genau bekannt, dass bei der Kollagenbildung aus verketteten Aminosäuren zunächst drei Polypeptidstränge oder -ketten aufgebaut werden, das Prokollagen, und dass aus diesen dann das Kollagen als eine Art Schnur entsteht. Damit aber aus den Strängen die Schnur oder Helix werden kann, braucht der Organismus Vitamin C.

Weil den alten Seefahrern dieses Vitamin fehlte, erkrankten sie an Skorbut. Sie hatten häufig Zahnfleischbluten und Blutergüsse am ganzen Körper. Die Erklärung ist folgende: Obwohl ihr Organismus die Polypeptidketten des Prokollagens bildete, das heißt die Aminosäuren aneinander reihte, konnte daraus keine ‚Schnur', das Kollagen, entstehen. Bei der Verbindung der drei Stränge müssen Enzyme, die Hydroxylasen, in Aktion treten, die Vitamin C benötigen. Heute aber können wir nicht einmal mehr die Stränge bilden, aus denen die Kollagenschnur besteht, weil uns schon das Magnesium fehlt, um die Aminosäuren zu verbinden, was die Grundlage für das Tropokollagen ist. Die Aminosäureketten werden von einigen Autoren Prokollagen genannt und die Schnüre Tropokollagen. Andere bezeichnen sie als Protokollagen.

Als mir klar geworden war, wie unser Organismus (und der aller höheren Lebewesen) Kollagen bildet, kam mir der Gedanke, dass die Skorbutkranken eigentlich auch Arthrose gehabt haben müssten, wenn sie noch Monate oder Jahre lebten. Meine Vermutung wurde bestätigt, als ich in einer entsprechenden Abhandlung Texte mit historischen Beschreibungen des Krankheitsbildes fand. Dort kann man lesen, dass die Patienten ‚Arthralgien' hatten. Nach Dr. James Lind, im letzten Jahrhundert Chirurg bei der Königlichen Englischen Marine, waren das Schmerzen in den Gelenken. Schon Plinius der Ältere beschrieb in seinem Bericht über den Feldzug des Germanicus nach Holland, wie den Soldaten nach zwei Jahren die Zähne ausfielen und die Knie steif wurden. Man schrieb das damals dem Trinkwasser zu. In Wirklichkeit war der Grund wohl eher Vitamin-C-Mangel, da es damals in Nordeuropa sicherlich wenig Früchte und frisches Gemüse gab.

Die Kollagenbildung kann also, wie wir sehen, aus zwei verschiedenen Gründen gestört sein. Schließlich kann eine Arthrose auch als Folge einer proteinarmen Ernährung entstehen. Ich habe Leute kennen gelernt, die gemeint hatten, ihre Schmerzen seien durch einen Harnsäureüberschuss im Blut verursacht – was ja durchaus möglich sein kann. Aber ohne mittels einer Blutanalyse genau nachzuprüfen, ob ein solcher Überschuss tatsächlich vorhanden war, unterzogen sie sich einer vegetarischen, unausgewogenen und proteinarmen Diät. Das Ergebnis war eine Verschlimmerung der Arthrose.

Es soll hier noch einmal unterstrichen werden, dass die Ernährung vielseitig und in jeder Hinsicht gut ausgewogen sein muss. Bei einem Proteinüberschuss kann es zu der schon beschriebenen Ablagerung von Harnsäure in Muskeln und Gelenken kommen, was die Schmerzen noch verstärkt. Auch wenn Arthrose und bestimmte Rheumavarianten in erster Linie auf mangelhafte Proteinbildung zurückzuführen sind, wird dieses Problem nicht durch überhöhte Proteinzufuhr gelöst. Es ist richtig, dass die körpereigenen Proteine aus Aminosäuren gebildet werden, die aus dem Proteinanteil unserer Nahrung stammen, aber eine unerlässliche Rolle bei dieser Synthese spielt das Magnesium und, wenn es sich um Kollagen handelt, dazu noch das Vitamin C.

Schließlich ist eine ausreichende und ausgewogene (keinesfalls übertriebene) Zufuhr von Vitaminen des B-Komplexes wichtig, weil die Vitamine dieser Gruppe an unzähligen Enzymvorgängen im Organismus beteiligt sind. Viele Störungen können einem Mangel an Vitaminen des B-Komplexes zugeschrieben werden, deren Anteil in den stark verfeinerten Nahrungsmitteln wie Weißmehl und weißem Zucker merklich zurückgegangen ist. Außerdem wird wegen der vermehrten Schadstoffe im Futter weniger Leber gegessen.

Fassen wir kurz zusammen: Die Arthrose kann durch Defizite an Proteinen, an Vitamin C oder an Magnesium verursacht sein. Heutzutage ist der Magnesiummangel eindeutig die häufigste Ursache. Das Problem lässt sich lösen durch eine ausgewogene Ernährung, kombiniert mit einer Dosis von 2–3 g Magnesiumchlorid täglich. Ich möchte betonen, dass Magnesium auch in Form von Tabletten eingenommen werden kann, als Karbonat bei erhöhter Magensäure oder als Laktat in Pulverform. Es empfiehlt sich eine Einnahme während der Mahlzeiten.

Aus Angst vor einer Erhöhung des Cholesterinspiegels werden auch phosphorreiche Nahrungsmittel wie Hirn oder Eigelb nur noch wenig gegessen oder man verzichtet ganz auf sie. Deshalb ist es von Interesse, den Speiseplan mit Sojalecithin zu ergänzen, um die Moleküle ATP und GTP zu bilden.

Im Zusammenhang mit Arthrose ist es von wissenschaftlichem Interesse, den Teil der Menschheitsgeschichte zu betrachten, der sich mit dem Leben im jüngeren Paläolithikum befasst. Damals war das Leben wegen des unfreundlichen, kalten Klimas sehr hart und – wie wir aus entsprechenden Abhandlungen wissen – die Ernährung vorwiegend vegetarisch und bestand aus Waldfrüchten. Eine weit verbreitete Krankheit des Paläolithikums war die Osteroarthritis. Die durchschnittliche Lebenserwartung belief sich auf 40 Jahre, wobei ein Mensch mit 35 Jahren schon als alt galt. Aufgrund der vorherigen Erklärungen verstehen wir, woher die Knochenprobleme der Menschen des Paläolithikums kamen. Sie nahmen kaum Proteine zu sich und konnten so auch kaum Kollagen sowie anderes Bestandteile der Knorpel und Knochen bilden.

Magnesium und Arteriosklerose

Auf dem II. Weltsymposium für Magnesium stellten nordamerikanische und deutsche Wissenschaftler die Ergebnisse von Versuchen vor, mit denen die Auswirkungen einer magnesiumarmen Ernährung auf die Arterien erforscht werden sollten. Besonders interessant waren die Arbeiten der Forscher vom N.Y. Medical Center und von der Universität von Michigan.

Tatsächlich scheint es so zu sein, dass Magnesium die Verkalkung bestehender Fettablagerungen verhindert. Bekannt ist der Antagonismus zwischen Magnesium und Kalzium. Eine Verringerung des freien, in Form von Ionen im Blut vorhandenen Kalziums lässt sich meines Erachtens damit erklären, dass Magnesium die Bildung der für den Kalziumtransport zuständigen Proteine beeinflusst. Diese Transportmoleküle müssen das Kalzium aufnehmen und zu den Knochen bringen. Wenn sie ausfallen, steigt der Anteil des ionischen, sozusagen

‚nackten' Kalziums im Blut. Es bildet dann mit den Fettsäuren und dem Cholesterin harte Verbindungen, die sich in den Arterien ablagern. Kalzium reagiert nämlich mit vielen anorganischen Säuren, mit den Palmitin- und Stearinsäurebestandteilen der Fette und sogar mit der alkoholischen Gruppe des Cholesterins, wobei unlösliche Salze entstehen.

Abgesehen von der Bedeutung des Magnesiums für die Arterien, sollte man vor allem auf einen mäßigen Fettkonsum achten und man sollte ungesättigte Fette bevorzugen, d.h. die Öle. Dabei ist ein Öl umso empfehlenswerter, je ungesättigter es ist, also ja höher die Anteile an Linol- und Linolensäure sind. In der Praxis handelt es sich dabei um die dünnflüssigen Öle.

Wir sagen ‚Ein Mensch ist so alt wie seine Arterien'. Das bedeutet, dass ein Mensch seine körperlichen und geistigen Fähigkeiten so lange behält, wie seine Arterien elastisch sind. Sind sie dagegen durch Ablagerungen verengt, ist die Blutzufuhr zum Gehirn, zum Herzen und zu den übrigen Körperregionen gestört.

Bekanntlich gibt es auf der Erde vereinzelte Regionen (in Amerika, Russland, Persien und Armenien), deren Bewohner sehr alt werden, wo es aber praktisch keine Arteriosklerose gibt. Einige Ärzte und Ernährungswissenschaftler führen das darauf zurück, dass in diesen Gegenden viel Roggenbrot und Joghurt gegessen wird. Ich hatte dagegen schon vor längerer Zeit die Vermutung, dass man bei einer Untersuchung der Böden wohl Magnesium in einer Form finden würde, die von den Pflanzen leicht assimiliert werden kann. Diese Hypothese bestätigte sich, als ich erfuhr, dass der Tigris der magnesiumreichste Fluss der Welt ist. Eine weitere Bestätigung fand ich im Referat eines Arztes aus der ehemaligen Sowjetunion, Dr. K. L. Bazikian, über Krebserkrankungen, aus dem hervorgeht, dass die Gewässer und Böden bestimmter Zonen Armeniens einen hohen Magnesiumgehalt haben.

Wenn man davon spricht, dass Lipidablagerungen bei einer Kalzifizierung Arteriosklerose hervorrufen können, muss auch darauf hingewiesen werden, dass bei der Ernährung nicht nur auf die Art und Menge der Fette zu achten ist, sondern ebenso auf den Konsum von Zucker und Stärke, und zwar aus dem folgenden Grund: Einer der Stoffwechselvorgänge ist der Umbau von Glukose zu aktiviertem Acetyl, aus dem dann von unserem Organismus gesättigte Fettsäuren synthetisiert werden, wie die Palmitinsäure, die Stearinsäure und das Cholesterin. Dieser Sachverhalt ist dank der Fortschritte auf dem Gebiet der Biochemie bekannt, wird anscheinend aber nicht genügend berücksichtigt.

So begegnen mir ab und zu Personen mit einem erhöhten Cholesterinspiegel, denen es nicht gelingt, diese Werte zu senken. Wie sie sagen, befolgen sie alle Anweisungen und halten sich an die vorgeschriebene Diät. Wenn ich sie frage, ob sie viel Obst, Honig oder Marmelade essen, pflegen sie das zu bejahen. Sie finden es ganz natürlich, denn die empfohlene Ernährung besteht aus Gemüse, Obst sowie gegrilltem Fleisch und Fisch. Ein kleiner Ausgleich für diese zu Recht als ziemlich eintönig empfundene Diät ist es dann, viel Obst essen zu können, weil es ja sozusagen empfohlen wird. Mit dem Obst aber wird viel Zucker konsumiert, aus dem der Organismus dann das Cholesterin bildet.

Auch Arteriosklerose kann rückgängig gemacht werden. Mit einer außerordentlichen Besserung ist zu rechnen, wenn man Magnesium einnimmt, das allmählich die Kalkablagerungen in den Arterien abbaut, wenn man den Fettkonsum einschränkt (aber nicht bis auf null!) und wenn man nur Öle verwendet, die einen hohen Gehalt an mehrfach ungesättigten Fettsäuren haben, wie Distelöl, Maiskeimöl, Traubenkernöl, Sonnenblumenöl und Sojaöl.

Ich weiß von einer 82 Jahre alten Dame, die sich wegen einer Arteriosklerose nicht mehr bewegen konnte, die vor allem die motorische Region des Gehirns angegriffen hatte. Die arme Frau lag im Bett, bis ihre Töchter sie in einen Sessel hoben, und dort saß sie dann, bis sie wieder ins Bett gebracht wurde. Wenige Monate, nachdem sie begonnen hatte, täglich 400 mg Magnesium einzunehmen, konnte sie sich mit Hilfe von zwei Stöcken alleine im Haus bewegen.

Personen, die mit vierzig oder fünfzig Jahren angefangen haben, regelmäßig Magnesiumsalze einzunehmen, haben normalerweise noch im Alter einen elastischen, jugendlichen Gang, einen klaren Kopf und Kraft und Energie, was ganz und gar nicht üblich ist.

In den eingangs zitierten Untersuchungen kam zutage, dass sich Fettablagerungen dann einstellen, wenn ein Gefäß verletzt oder brüchig geworden ist. Dort bilden sich Thrombozytenaggregate und wenn die Gefäßwand nicht repariert wird, später das Atherom. Wir wissen, wie wichtig Magnesium zur Wiederherstellung jeglichen Gewebes ist und verstehen deshalb, dass ein Mangel dieses Elements vermehrt zu Arteriosklerose führt.

Magnesium und kardiovaskuläres System

Ein Magnesiumdefizit findet sich bei zahlreichen Formen spasmischer kardiovaskulärer Beschwerden. Die davon betroffenen Personen sind die so genannten falschen Herzkranken. Sie leiden unter Herzklopfen, Herzjagen, Schmerzen in der Herzgegend oder Kreislaufbeschwerden. Es können auch Extrasystolen und Herzrhythmusstörungen auftreten, bei denen auf heftige Schläge Pausen folgen.

Wir erinnern uns, dass Magnesium den Rücktransport des Kaliums in die Zelle ermöglicht. Wie weiter oben beschrieben, ist der ATP-Mg-Komplex ein wesentlicher Teil der Na-K-Pumpe. Diese befördert das Kalium von außen durch die Zellmembran ins Zellinnere, obwohl es dort in einer viel höheren Konzentration vorhanden ist. Das Magnesium ist für diesen so genannten ‚aktiven Transport', der mit Energieverbrauch verbunden ist, und damit für die Repolarisation der Zellmembran und das Funktionieren des Herzmuskels unerlässlich.

Magnesium und Bluthochdruck

Magnesium ist unverzichtbar für die Entspannung der Muskelmembranen der Arterien. Die mangelnde Versorgung mit diesem Element führt zu einem Bluthochdruck, bei dem sich der untere dem oberen Wert nähert, bekannt unter dem Namen ‚essentielle Hypertonie'.

Ist der Bluthochdruck durch eine Verhärtung der Arterien bedingt, sind sie also verkalkt, ist es bei täglicher Einnahme von 2–3 g Magnesiumchlorid durchaus möglich, eine größere Elastizität der Gefäße zu erreichen und den Blutdruck zu senken.

Selbst ein emotional bedingter Bluthochdruck kann in vielen Fällen normalisiert werden, weil Stress einen überdurchschnittlich hohen Magnesiumverlust verursacht.

Empfindsame Personen, bei denen der untere Wert zu hoch ist, können außer Magnesium auch Tee aus Melisse, den Blättern des Zitronenstrauchs und Weißdorn anwenden. Die Ergebnisse einer solchen Behandlung sind oft sehr zufriedenstellend.

Magnesium und Thrombose

Über die antithrombotischen Eigenschaften des Magnesiums sind viele Arbeiten veröffentlicht worden. Von Durlach vom Studienzentrum für Magnesiumstoffwechsel am Cochin-Hospital (Frankreich), Anderson aus Toronto (Kanada), Helbig (Deutschland), von mehreren Wissenschaftlern des New York Medical College u.a. gibt es Untersuchungen über die erfolgreiche Anwendung von Magnesium bei Präventivmaßnahmen gegen Infarkte und bei der Behandlung von Läsionen der Gefäße. Eine Neigung zu Thrombosen ist in vielen Fällen mit einem Magnesiumdefizit verbunden.

Anderson belegte in seiner Arbeit außerdem, dass bei der Obduktion von Infarkttoten und anderen Verstorbenen die

Analysen der Magnesiumwerte bei Ersteren eine um etwa 22 % geringere Konzentration ergaben.

Magnesium und Koronar- und Zerebralspasmen – Infarkt und Gehirnschlag

Man kennt Infarkte, bei denen die entsprechenden Blutanalysen weder überhöhte Lipidwerte (Cholesterin und Triglyzeride) noch Diabetes ergeben. Wenn sie zu einem plötzlichen Tod führen und dann eine Obduktion vorgenommen wird, ist sie in vielen Fällen ‚stumm', d.h., es sind weder Thromben noch Fettablagerungen auszumachen, die zu einem Gefäßverschluss hätten führen können. Welche Ursache lässt sich aber dann für die mangelhafte Durchblutung des Herzens oder des Gehirns finden? Es sind Spasmen. Spasmen der Koronararterien, der Hirnarterien, sogar der Gefäße in Armen und Beinen oder Spasmen der Gefäße, die den Thorax versorgen.

Die betroffenen Personen können Beschwerden oder stechende Schmerzen in der Herzgegend verspüren oder auch ein merkwürdiges Gefühl im ganzen Körper haben, zuweilen verbunden mit Krämpfen. Nach einem durch Spasmen verursachten Infarkt oder Gehirnschlag erholen sich Patienten normalerweise gut, wenn der Gefäßverschluss nur von kurzer Dauer war. Anders steht es bei Koronar- oder Zerebralverschlüssen, die durch Thromben oder Fettembolien verursacht werden.

In der Zeitschrift Magnesium, die vom Verlag Karger herausgegeben wird, erschien in der Ausgabe von März/April 1982 eine Arbeit von H. Friedman von der kardiologischen Abteilung des New Yorker Brooklyn Hospitals mit dem Titel ‚Der Koronarspasmus und sein Zusammenhang mit dem Magnesiumdefizit'. Die gleiche Nummer enthält einen Artikel von Kul Chadda und Neil Shultz, die am Kardiologischen Institut des Long Island Jewish-Hillside Medical Center tätig sind, über ‚Magnesiummangel und Koronar-

spasmus – ihre Rolle bei plötzlichem Tod durch Herzversagen‘. In der Mai/Dezember-Nummer finden sich weitere Abhandlungen über das gleiche Thema, die zu den gleichen Schlussfolgerungen kommen. In einer weiteren Untersuchung wird anhand von Zahlenmaterial nachgewiesen, dass in Nordamerika die Ernährung heute nur noch halb so viel Magnesium liefert wie zu Anfang des Jahrhunderts.
Interessenten können diese Zeitschriften anfordern bei

S. Karger AG
Postfach
CH–4009 Basel (Schweiz)

Es sei darauf hingewiesen, dass die interessantesten Arbeiten zwischen 1982 und 1990 veröffentlicht wurden.

Magnesium und Diabetes

Bei Diabetikern ist häufig eine erhöhte Magnesiumausscheidung durch den Harn festzustellen, die zu einem Magnesiumdefizit im Blut, also einer Hypomagnesiämie führt.

In diesem Zusammenhang ist eine japanische Studie besonders bemerkenswert, die 1981 beim III. Internationalen Symposium über Magnesium in Baden-Baden vorgestellt wurde. M. Wada, S. Fuji, T. Takamura und ihre Gruppe aus Osaka dokumentieren darin einen mit 109 Diabetespatienten und 33 gesunden Personen durchgeführten Versuch. Es ergab sich im Einzelnen, dass die Verringerung des Magnesiumwertes im Plasma und die erhöhte Urinausscheidung bei der Gruppe der schlecht eingestellten Diabetiker, bei denen der Blutzuckergehalt in nüchternem Zustand über 250 mg/l lag, besonders ausgeprägt war; dagegen waren die Magnesiumwerte im Blutplasma und in den roten Blutkörperchen bei einer Patientengruppe mit einer proliferativen diabetischen Retinopathie stärker reduziert. Nach Meinung der Autoren legen diese Ergebnisse die Vermutung nahe, dass Störungen des Magnesiumstoffwechsels in gewissem Zusammenhang stehen können mit dem Auftreten und der Entwicklung der diabetischen Retinopathie.

Eine Ärztegruppe um G. Johannson und B. Danielson von der Universität Uppsala (Schweden) kam auf derselben Tagung zu folgender Schlussfolgerung: ‚Das Magnesiumdefizit bei Diabetikern, die lange Zeit hindurch mit Insulin behandelt wurden, könnte auf einen gesteigerten Magnesiumverlust als Sekundäreffekt der osmotischen Wirkung der Uringlukose zurückzuführen sein.'

Eine Gruppe von Ärzten von der Universität Kopenhangen (Dänemark) führte als Ergebnis ihrer Arbeiten aus: ‚Die Hypomagnesiämie ist ein zusätzlicher Risikofaktor für die Entstehung und den Verlauf der diabetischen Retinopathie.' In einer anderen Untersuchung kamen sie zu dem Schluss, dass ‚die reine Tubulusresorption von Magnesium bei den Diabetespatienten mit Hyperglykämie verringert ist, was einen überdurchschnittlich hohen Magnesiumverlust durch den Urin und ein Magnesiumdefizit im Plasma mit sich bringt.' Wie man sieht, ist das die gleiche Schlussfolgerung, zu der die schwedischen Ärzte von der Universität Uppsala gekommen sind.

Diesem Problem wird eine solche Bedeutung beigemessen, dass beim X. Französischen Kongress über Magnesium, der im Dezember 1982 in Paris stattfand, alle Arbeiten unter dem Thema standen ‚Magnesium, Diabetes und Kohlenhydratstoffwechsel'. Die dort vorgestellten Arbeiten stammen von Durlach vom Cochin-Hospital in Paris und von Burton M. Altura aus Brooklyn, New York. Wer an den Referaten interessiert ist, kann sich direkt an diese Ärzte wenden.

Magnesium und Nierensteine

Tierexperimente in Frankreich haben gezeigt, dass eine Ernährung ohne Magnesium zu einer Nephrokalzinose (Kalziumablagerungen in den Nieren) führt, für die Ablagerungen von Kalziumphosphaten in den Lysosomen, im Zytoplasma der Nierenzellen und im Querschnitt der Gefäße charakteristisch sind. Beim Menschen ist das Vorhandensein von Nierensteinen üblicherweise mit einem Ungleichgewicht zwischen Kalzium und Magnesium im Urin verbunden. Im Fall von Oxalatbildung steigt das Verhältnis Ca/Mg auf einen durchschnittlichen Wert von 2,6 an. Diese Zahl vermittelt uns eine Vorstellung von der Zunahme des Kalziums im Harn.

Wir können also feststellen, dass ein Magnesiumdefizit zur Bildung von Phosphaten in den Nieren führt, wie Experimente an Ratten gezeigt haben, und dass Fachleute aus verschiedenen Ländern die Bildung von Oxalatsteinen beim Menschen mit einem Magnesiumdefizit in Verbindung bringen.

Verschiedene Forscher befürworten eine Magnesiumtherapie bei gemischten Oxalat-Phosphatsteinen oder bei Phosphatsteinbildung ohne Harnweginfektion. Dazu stellte Dr. Rapdao aus Spanien in Montreal eine Untersuchung vor. Er berichtete von zwei Fällen von Nierenverkalkung bei Patienten mit Magnesiumdefizit. Nach der Einlieferung in seine Klinik hatte er bei ihnen eine Therapie mit Magnesiumoxid begonnen, in deren Verlauf alle Beschwerden verschwunden waren.

Im Cochin-Hospital in Paris wurden von J. Thomas, E. Thomas, P. Desgrez und A. Monsaingeon In-vitro-Studien darüber durchgeführt, wie eine Magnesiumbehandlung die Kristallisierung von Kalziumoxalat verhindert und zu einer Reduzierung von experimentell erzeugten Oxalatsteinen führt. Bei Menschen hat man mit einer täglichen Dosis von 300 mg Magnesium in Acetatform das teilweise oder vollständige Verschwinden der Oxalatsteine erreicht. Die Resultate wurden durch wiederholte Röntgenaufnahmen bestätigt.

Wenn es sich allerdings um eine sekundäre Phosphatsteinbildung handelt, diese also im Gefolge einer Infektion auftritt – ein Phänomen, das bei Phosphatablagerungen, die Korallensteine bilden, sehr häufig ist –, dann könnte eine starke Magnesiumzufuhr die Bildung von Magnesiumammoniumphosphat begünstigen, daher sollte man keine Magnesiumtherapie anwenden, vor allem keine mit starken Dosen. Dagegen empfiehlt sich die Magnesiumbehandlung bei Oxalat- oder Phosphatsteinen ohne Infektion.

Bei einigen, allerdings wenigen Personen bilden sich leicht Magnesiumammoniumphosphatkonkremente, und zwar auch dann, wenn im Blut ein Magnesiumdefizit besteht. Bei ihnen muss man in erster Linie die Niereninfektion im Auge behalten und entsprechend behandeln.

Mir wurde der Fall einer Patientin mit Magnesiumammoniumphosphat- und Kalziumphosphatsteinbildung und häufigen Nierenentzündungen bekannt. Man führte umfangreiche Analysen durch, bei denen sich ein Wert von 1,7 % Mg im Blut ergab, während die Durchschnittswerte im Normalfall bei 2,3–2,5 % liegen. Das Ca/Mg-Verhältnis, das weniger als 2 betragen soll, belief sich auf 3. In einem solchen Fall verhindert das Magnesiumdefizit die schnelle Überwindung der Infektion im Anfangsstadium. Die nicht unter Kontrolle gebrachte Bakterieninvasion hat sehr negative Folgen, wenn in den Nieren Ammoniak vorhanden ist, denn der Harn geht dort unter der Wirkung der Mikroben in Gärung über. Trotz geringer Magnesiumkonzentration im Blut bildet sich dann Magnesiumammoniumphosphat, praktisch das einzige nicht lösliche Salz dieses Elements.

Der Patient mit Magnesiumdefizit ist also nicht in der Lage, der Infektion im Anfangsstadium Herr zu werden. Und wir befinden uns hier in einem Dilemma. Soll man in gut verteilten Dosen so viel Magnesium geben, dass eine ausreichende Magnesiumkonzentration im Blut erreicht wird – ein Faktor, der für die Immunantwort von größter Bedeutung ist – oder soll man es lieber nicht? Mir scheint es wichtig zu sein, in einem solchen Fall mittels einer

Analyse die Magnesiumkonzentration in Blut und Harn genau zu bestimmen. Es müssten aber auch noch Tierexperimente durchgeführt und deren Ergebnisse dann unter strengsten Kontrollen auf den Menschen übertragen werden.

Wenn heute Magnesiumsalze eingesetzt werden, um Steine aufzulösen oder ihre Bildung zu verhindern, gibt man sowohl Karbonat als auch Chlorid, Laktat, Oxid oder Hydroxid.

Magnesium und harntreibende Mittel

Bei längerer Behandlung mit harntreibenden Mitteln pflegt sich außer einem Kaliumdefizit auch ein Magnesiumdefizit einzustellen.

Verdauungssystem und Magnesiummangel

Die große physiologische Bedeutung des Magnesiums wurde bei Experimenten mit künstlich hervorgerufenem Magnesiumdefizit festgestellt. Es ergaben sich

- Magenläsionen – Verdünnung der Zellen der oberen Schleimhaut, was zur Bildung von Geschwüren führen kann.
- Darmläsionen – Verminderung der Aktivität der Schleimhautzellen, sodass die Schleimhaut geschwächt und anfällig wird für Entzündungen und Geschwüre.
- Leberschäden
- Fokalnekrosen in den Leberzellen und Gefäßerweiterung.

Die Einnahme von Magnesium in ‚physiologischen' Mengen korrigiert diese Störungen, bei denen es sich um einen umkehrbaren Prozess handelt. Die Symptome bei den betroffenen Personen sind ungenau und wenig spezifisch:

- schlechte Verdauung
- Krämpfe am Mageneingang
- Blähsucht
- Schmerzen und Funktionsstörungen im Dickdarm
- Gasbauch
- mit Durchfall abwechselnde Verstopfungen
- migräneähnliche Kopfschmerzen, verursacht durch Gallenstörungen.

Magnesiummangel und Infektionsanfälligkeit

Auf mehreren Tagungen wurde das Thema des Magnesiummangels im Zusammenhang mit der Infektionsanfälligkeit behandelt und dabei immer wieder die enge Wechselwirkung zwischen dem Magnesium, der Aktivität der weißen Blutkörperchen und der Bildung von Antikörpern herausgestellt.

Wir möchten daran erinnern, dass sowohl die weißen Blutkörperchen, die uns gegen Infektionen schützen, als auch die Antikörper Proteine sind. Bei der Behandlung der Proteinsynthese haben wir gesehen, dass wir die für solche Verbindungen notwendigen Bausteine, die Aminosäuren, mit der Nahrung zu uns nehmen müssen. Wir haben auch erfahren, dass im Zellinneren eine Magnesiumkonzentration von 0,02 Mol in Form von energiereichen Komplexen (ATP, GTP) erforderlich ist sowie eine Konzentration von 0,01 Mol in Form von Magnesiumchlorid, damit die Verbindung der Ribosomenuntereinheiten während der Proteinsynthese stabil bleibt.

In den Ländern, in denen seit Jahren Kunstdünger verwendet wird, sind die Abwehrkräfte der Menschen heute durch einen nahrungsbedingten Magnesiummangel geschwächt. Die natürliche Widerstandsfähigkeit gegen Infektionen ist weitgehend verloren gegangen. Dieses Problem wird zwar durch die Fortschritte der Chemotherapie und die Erfolge bei den Impfungen verschleiert, aber bei näherem Hinsehen können wir leicht feststellen, dass z.B. die Grippe, die früher epidemisch vorkam, inzwischen zu einer regelmäßig auftretenden Infektionskrankheit geworden ist. Bei anderen Krankheiten ist es ähnlich. In der Presse ist immer wieder zu lesen, dass Grippe und Erkältungskrankheiten den Verlust von Millionen von Arbeitsstunden verursachen.

Beim Vieh haben wir in Spanien die Zunahme der Maul- und Klauenseuche beobachten können. Durch regelmäßige Impfungen der Tiere hat man dieses Problem ziemlich in den Griff bekommen, aber Durchfall bei Kälbern und eine Vielzahl anderer infektiöser Krankheiten sind weiterhin häufig. Pharmaka und Antibiotika schaffen da Abhilfe. Zufriedenstellender wäre es allerdings, wenn sich die Gesundheit des Viehs aus einer raschen Reaktion des Abwehrsystems gegen den Angriff von Viren und Bakterien ergeben würde.

Magnesium und der Organismus der Frau

Der Magnesiumbedarf der Frau schwankt entsprechend den normalen zyklischen Veränderungen.

- Die Östrogene (weibliche Hormone) verringern die Magnesiumkonzentration.
- Die Androgene (männliche Hormone) erhöhen die Konzentration.
- Die in Form von Medikamenten zugeführten Hormone haben die gleiche Wirkung auf die Magnesiumkonzentration wie die körpereigenen.

Darauf muss besonders beim Einsatz oraler Empfängnisverhütungsmittel (Pille) geachtet werden, weil sie die Magnesiumkonzentration verringern.

Während der Schwangerschaft erhöht sich der Magnesiumbedarf, denn es kommt zu folgenden zusätzlichen Anforderungen:

a) Bildung des fetalen Gewebes, für das Magnesium aus den Geweben der Mutter aufgenommen wird.
b) Aufbau einer Magnesiumreserve des Kindes bis zum 7. Schwangerschaftsmonat.
c) Ausgleich für den Magnesiumverlust durch eventuelles Erbrechen.
d) Bei der Einnahme größerer Mengen Kalzium: Ausgleich für die die Magnesiumresorption hemmende Wirkung des antagonistischen Kalziumions.

Um eine große Gewichtszunahme zu vermeiden, tendiert man heute während der Schwangerschaft zu kalorienarmer Kost. Dabei verzichtet man in erster Linie auf die (zusammen mit Soja) magnesiumsreichsten Nahrungsmittel, wie Mandeln, Schokolade, Trockenfrüchte usw.

In den letzten drei Monaten der Schwangerschaft steigt der Bedarf an Magnesium aus Salzen auf 15 mg pro Kilogramm und Tag an. Bei einer Unterversorgung stellen sich leicht folgende Symptome ein:

- Erbrechen, auch nach den ersten drei Monaten
- Muskelschmerzen
- Muskelkrämpfe
- Ischialgie
- schmerzhafte Uteruskontraktionen vor dem Geburtstermin.

Unabhängig von Schwangerschaften kann sich ein Magnesiummangel der Frau auch in folgenden Formen äußern:

- Schmerzen in der Lenden- und Beckengegend
- spasmodischer Verschluss der Eileiter

- prämenstruelles Syndrom, d.h. Erregbarkeit, Nervosität, in anderen Fällen Apathie; Flüssigkeitsansammlung im Organismus und ein Gefühl der Spannung in der Brust.

Bei der Einnahme oraler Empfängnisverhütungsmittel erhöht sich bekanntlich das Thromboserisiko. Das scheint auf eine Störung bei den Blutplättchen zurückzuführen zu sein, die durch die von den Östrogenen bewirkte Verringerung des Magnesiums im Blut hervorgerufen wird.

Magnesium und Allergien

Untersuchungen haben ergeben, dass ca. 40 % der Allergiker an Magnesiummangel leiden. Nach J.L. Parrot führt eine Magnesiumtherapie hier bisweilen zu spektakulären Erfolgen, besonders in Fällen von allergischem Schnupfen und bei bestimmten Arten von Bronchitis.

Magnesium und Krebs

Beim I. Symposium über das Magnesium, das 1974 in Vittel (Frankreich) veranstaltet wurde, hielt Dr. K. L. Bazikian vom Institut für Röntgenologie und Onkologie des Gesundheitsministeriums der Republik Armenien ein interessantes Referat, von dem ich im Folgenden eine Zusammenfassung bringen möchte.

Die Studie basiert auf der Auswertung von 24557 Fällen bösartiger Tumore, deren verschiedene Formen genauen wissenschaftlichen Analysen unterzogen wurden. Besonderes Augenmerk galt dabei den Magenkrebserkrankungen, die in den Krebsstationen der Republik Armenien registriert wurden.

In Zusammenarbeit mit Geologen und Agronomen durchgeführte Untersuchungen hatten gezeigt, dass in Armenien die Böden, das

Trinkwasser und das für die Bewässerung verwendete Wasser sehr reich an Magnesiumsalzen sind. Im Sevansee, einem der drei stark magnesiumhaltigen großen Seen der Welt (die beiden anderen sind der Issyk-Kul in Russland und der Plattensee in Ungarn), erreicht der Magnesiumsalzgehalt einen Wert von bis zu 60 mg pro Liter Wasser. Mit dem Wasser dieses Sees werden etwa 30 % der Felder der Republik bewässert.

Wie der Autor vermutet hatte, zeigte sich eine hohe Magenkrebsrate dort, wo Boden und Trinkwasser wenig Magnesiumsalze enthalten (bis zu 27 mg Magnesium pro Kilogramm Boden und 15 mg pro Liter Trinkwasser). Dagegen haben in den Gegenden mit wenig Krebskranken Boden und Wasser einen hohen Gehalt an Magnesiumsalzen (55 mg/kg Boden, 40 mg/l Wasser).

Im Labor für die Therapie maligner Tumore und Experimentalmedizin des Onkologischen Instituts in Leningrad wurde die tumorhemmende Wirkung der Magnesiumsalze durch Experimente an Ratten nachgewiesen. 30 bis 50 Tage nach der Inokulation der Krebs erregenden Substanzen (9,10 Dimethyl, 1,2 Benzanthracen auf 0,1 % in Benzol verdünnt) gab man den Tieren täglich 60 mg Magnesiumchlorid. Die Ergebnisse zeigten, dass die Krebsmorbidität auf 30 % sank. Gab man den Tieren sieben Tage vor dem ersten Kontakt mit den Krebserregern die Magnesiumsalze, dann sank die Tumorhäufigkeit um 49 %. Auch bei der Vorbeugung gegen subkutane Tumore erzielte man mit dem Einsatz von Magnesiumchlorid eine gute Wirkung. Erstaunliche Ergebnisse wurden bei einer Gruppe von Ratten registriert, die während der gesamten Dauer des Experiments (200 Tage) Magnesium erhalten hatten. Nur bei einem Drittel der Tiere traten Tumore auf, während es bei der Kontrollgruppe 83 % waren.

Bei diesen Experimenten fand man außerdem heraus, dass das Magnesiumchlorid die toxische Wirkung zweier starker Pharmaka (DMBA, DBA) herabsetzt. Diese Eigenschaft wurde dann genutzt, um die Toxizität von Caclophosphamid, einem bekannten Mittel gegen Tumor, zu vermindern. Experimente mit fünf Gruppen von

212 Ratten ergaben, dass die Verträglichkeit stieg, selbst als die Ratten das Mittel in toxischer Dosis bekamen. Andererseits zeigte sich, dass das Magnesium die antitumoralen Eigenschaften des Cyclophosphamids nicht beeinträchtigt.

Beim II. Symposium über das Magnesium, das zwei Jahre später, also 1976, in Montreal veranstaltet wurde, legten G. J. Hass, Patrice McCreari und Grant Laing aus Chicago eine Studie vor, in der sie von einem anderen Experiment mit Ratten berichteten, bei dem die Tiere ein extrem magnesiumarmes Futter erhielten. Bei 20 % der Tiere bildete sich zwischen der 6. und der 24. Woche ein bösartiges, zum Tode führendes Lymphom, das zuerst in der Thymusdrüse auftrat, bevor es sich weiter ausbreitete. Bei 5 % der Tiere, die weiterhin einem starken Magnesiumdefizit ausgesetzt waren, trat von der 24. bis zur 60. Woche eine myeloische Leukämie auf, die ebenfalls zum Tode führte. Bei der Kontrollgruppe traten weder Lymphome noch Leukämie auf. Die Forscher kamen daher zu dem Schluss, dass Magnesium ein wesentlicher Faktor für die genetischen Mechanismen der Regelung, Bildung und Reifung der Leukozyten ist.

Beim gleichen Symposium hielt Julian Alexandrovicz von der Medizinischen Akademie Krakau (Polen) ein Referat über eine an Menschen und Rindern durchgeführte Untersuchung. In der Zusammenfassung der Studie heißt es wörtlich: ‚In Polen ist die Leukämie bedeutend häufiger in Gegenden, in denen der Boden einen geringen Magnesiumgehalt aufweist.'

Die Erklärung, die ich für die beschriebenen Sachverhalte gefunden habe, will ich im Folgenden darlegen.

Für viele Krebsarten kennzeichnend ist die Bildung und Vermehrung so genannter atypischer Zellen, die sich von den übrigen Zellen des menschlichen Organismus grundlegend unterscheiden. Sie haben ihre spezifischen Gewebs- und Organeigenschaften verloren und bilden Tumore, die auf dem Lymph- oder Blutweg in andere Körperteile transportiert werden können, wo sie sich weiter ausbreiten und neue Geschwülste bilden. Bei den atypischen Zellen hat eine tief greifende Änderung des genetischen Codes stattge-

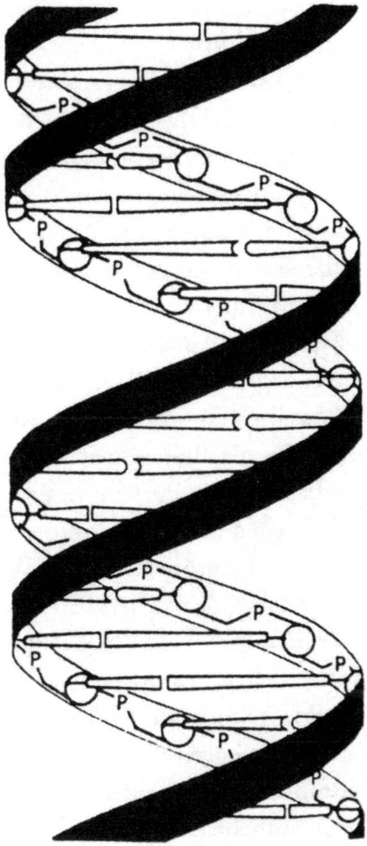

Bild 1 - Modell der DNS

funden, was sich daran zeigt, dass sie bei der Vermehrung wieder Zellen bilden, die sich von den ursprünglichen, sagen wir ‚guten', unterscheiden und dass immer weiter atypische, also Krebszellen, gebildet werden. Es ist eine Störung der DNS eingetreten.

Man kann unmöglich verstehen, was Krebs eigentlich ist, ohne zu wissen, was die DNS ist und welche Ursachen bei ihr zu Mutationen (Veränderungen) führen können. Deshalb will ich an dieser Stelle die Struktur und die Zusammensetzung der Desoxyribonucleinsäure erklären. (Die manchmal auch verwendete Abkürzung DNA entspricht der englischen Form: desoxyribonucleic acid.)

Watson und Cricks haben ein Strukturmodell der DNS aufgestellt, das durch spätere Forschungen bestätigt wurde. Nach diesem Modell besteht die DNS aus zwei Strängen oder Ketten von Nucleotiden, die sich in Form einer Spirale oder Doppelhelix umeinander winden (siehe Bild1, Seite 79). Jeweils zehn Nucleotide bilden eine ganze Windung. Wenn sich die beiden Stränge trennen, z.B. bei der Bildung der m-RNS für die Proteinsynthese oder bei der Verdoppelung der DNS für die Bildung einer Tochterzelle, muss sich die Spirale auseinander winden. Dies geschieht unter dem Einfluss bestimmter Enzyme.

Die Nucleotide, also die Glieder der DNS-Kette, bestehen aus Basen der Purin- bzw. der Pyrimidinreihe, aus Zuckermolekülen mit 5 C-Atomen (der Desoxyribose) und aus Phosphatgruppen, die die Verbindung der Nucleotide untereinander bewirken. Die Basen, die bei beiden Strängen auf gleicher Höhe sitzen, sind durch relativ leicht lösbare, so genannte Wasserstoffbrücken miteinander verbunden. Hat der eine Strang an gleicher Stelle eine Purinbase, so hat der andere auf der gleichen Höhe eine Pyrimidinbase. Sie sind einander immer auf die gleiche Art paarweise zugeordnet: Adenin – Thymin und Guanin – Cytosin.

Drei Paare dieser Basen stellen eine Codon dar, das so genannt wird, weil es eine bestimmte Aminosäure codiert. Die Codonsequenz, die die Reihenfolge der Aminosäuren der Polypeptidkette eines bestimmten Proteins bestimmt, ist ein Gen oder Cistron.

Alle Zellen des Organismus enthalten die gleiche Menge DNS*. Jedoch ist der größte Teil der Gene ‚stumm'; nur ein Teil ist aktiviert, je nach der Zellart. So sind zum Beispiel die Proteine, die die Leberzellen bilden, verschieden von denen der Muskel- oder Knochenzellen. Es scheint so zu sein, dass bestimmte Proteine mit sehr vielen positiv geladenen Aminosäuren, die so genannten Histone, diejenigen Gene blockieren, die nicht aktiv werden sollen. Bestimmte Enzyme oder Hormone können diese Wirkung dann wieder aufheben. Vereinfachend könnte man sagen, dass für den Ablauf der Blockierung des Genoms und der entsprechenden Aktivierung der Gene ein chemischer Mechanismus bestimmend ist.

Wenn sich die DNS verdoppelt, um eine Tochterzelle zu bilden, entrollt sie sich. Die Nucleotide verlieren ihre ‚Gegenüber', an deren Stelle sich neue Nucleotide setzen, die frei im Zellinnern vorhanden sind. Dabei entstehen immer wieder die Paare A-T und G-C. Den beiden alten Ketten gegenüber ordnen sich die neuen an, die sich

* Ausgenommen sind die Geschlechtszellen. Sie enthalten nur die Hälfte der DNS, damit sich bei der Vereinigung zur Eibefruchtung die Hälfte des genetischen Codes vom Vater mit der anderen Hälfte von der Mutter zusammenschließt.

entsprechend den komplementären Basen der gegenüberliegenden alten Kette bilden (siehe Bild 2, S. 81).

Bei diesem Prozess muss Magnesium mitwirken, damit sich die Nucleotide für den neuen Strang richtig aneinander reihen. Vorausgesetzt, dass keine Veränderung stattgefunden hat, ist die fertige DNS der Tochterzelle dann mit der der Mutterzelle identisch.

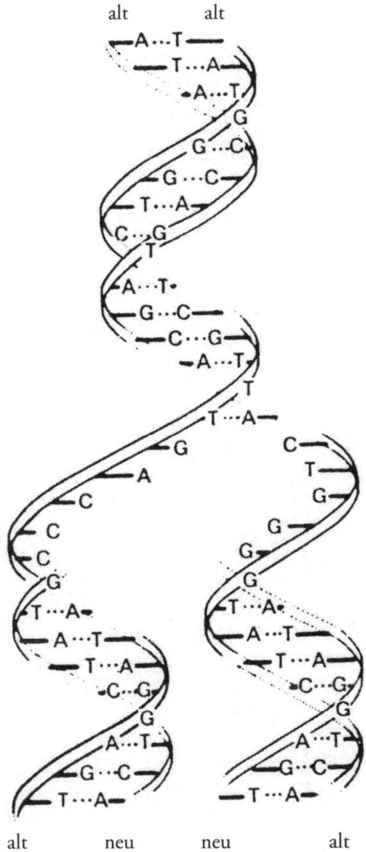

Bild 2 - Verdopplung der DNS zur Bildung einer Tochterzelle

Die Wasserstoffbrücken, über die die Basen der beiden Ketten miteinander verknüpft sind, stellen aber eine relativ schwache Bindung dar. So kann es vorkommen, dass Substanzen in das Zellinnere gelangen, die eine größere chemische Affinität zu den DNS-Basen haben als Purine und Pyrimidine untereinander. Dazu zählen Farbstoffe, Nitrosamine, aromatische Amine, sogar einige Medikamente usw. (siehe Tabelle der Krebs erregenden Substanzen, S. 84). Diese Auflistung ist nicht vollständig, vermittelt aber eine Idee der Substanzen, welche Mutationen im genetischen Code hervorrufen können.). Eine solche Substanz sitzt gewissermaßen als Eindringling zwischen zwei Basen und geht dann mit einer von ihnen eine kovalente Bindung ein, die stärker ist als die ursprüngliche Wasserstoff-

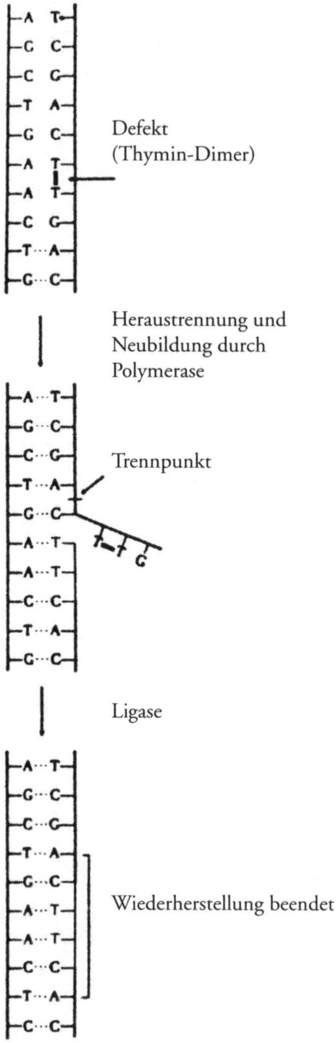

Bild 3 - Wiederherstellung
einer DNS

brückenbindung. Die derart besetzte Base erweist sich als unfähig, bei der Bildung eines neuen DNS-Strangs die übliche Base-Base-Bindung einzugehen. Der neue DNS-Strang entsteht nach einem geänderten Muster. Damit hat die DNS, die an mehr oder weniger vielen Gliedern mit der Krebs erregenden Substanz reagiert hat, eine Mutation erlitten. Da die kovalenten Bindungen sehr stark sind, bleibt der veränderte Zustand auf Dauer erhalten.

Man nimmt an, dass solche Beschädigungen sehr häufig vorkommen. Unser Organismus verfügt aber über Mittel und Wege, um einen Angriff auf die Unversehrtheit unseres genetischen Codes abzuwehren. Ein bestimmtes Enzymsystem hat die Aufgabe, Mutationen aufzuspüren und zu beseitigen. Wenn nur einer der Stränge von der Veränderung betroffen ist, so dient ein alter, unversehrter als Muster, um die Basen A-T und G-C wieder ordnungsgemäß miteinander zu verknüpfen.

Für die ‚Reparatur' bricht das Enzym Endonuclease die Bindungen zwischen den Nucleotiden auf. Zwei oder drei Nucleotide auf jeder Seite der von der Krebs erregenden Substanz blockierten Base werden zusammen mit ihr herausgetrennt. Dann tritt die DNS-Polymerase in Aktion, ein Enzym mit der Eigenschaft, Nucleotide verbinden und einen neuen Strang als Kopie des alten bilden zu können. Hierfür muss allerdings ein Muster des ursprünglichen, unveränderten Strangs zur Verfügung stehen, und die DNS-Polymerase benötigt Magnesium, um ihre Aufgabe erfüllen zu können. Das lässt sich heute schon in einem modernen Lehrbuch der Biochemie nachlesen. Schließlich sorgt ein weiteres, DNS-Ligase genanntes Enzym für die Verbindung des neu gebildeten Stücks mit den anderen Nucleotiden des Strangs, der damit wieder den unversehrten genetischen Code hat (siehe Bild 3, S. 82). Auch dieser letzte Vorgang kann nur bei einer bestimmten Magnesiumkonzentration ablaufen.

*Krebs erregende Substanzen**

Chemische Substanz oder industrielles Verfahren	*Expositionsort oder -mittel*	*Angegriffene Organe*	*Expositionsweg*
Aflatoxine	Umgebung, Arbeitsplatz	Leber	oral, Inhalation
Asbest	Arbeitsplatz	Lunge, Pleurahöhle, Gastrointestinaltrakt	Inhalation, oral
Amino-4-biphenyl	Arbeitsplatz	Blase	Inhalation, kutan, oral
Arsen (Derivate)	Arbeitsplatz, Medikamente und Umgebung	Haut, Lunge, Leber	Inhalation, oral, kutan
Auramin (Herstellung)	Arbeitsplatz	Blase	Inhalation, kutan, oral
Benzol	Arbeitsplatz	Hämatopoetisches System, Blase	Inhalation, kutan
Benzidin	Arbeitsplatz	Blase	Inhalation, kutan, oral
Cadmium (industrieller Einsatz, möglicherweise auch Cadmiumoxid)	Arbeitsplatz	Prostata, Lunge	Inhalation, oral
Chloramphenicol	Medikamente	Hämatopoetisches System	oral, Inhalation
Chrom (verarbeitende Industrien)	Arbeitsplatz	Lunge, Nasenhöhlen	Inhalation
Cyclophosphamid	Medikamente	Blase	oral, Injektion
Diäthylstilböstrol	Medikamente	Uterus, Vagina	oral
Senfgas	Arbeitsplatz	Lunge, Larynx	Inhalation
Hämatit (Gewinnung) (Radon?)	Arbeitsplatz	Lunge	Inhalation
2-Naphtylamin	Arbeitsplatz	Blase	Inhalation, kutan, oral
Nickel (Raffinerie)	Arbeitsplatz	Nasenhöhle, Lunge	Inhalation
Oxymetholon	Medikamente	Leber	oral
Phenacetin	Medikamente	Nieren	oral
Phenytoin	Medikamente	Lymphoretikuläres Gewebe	oral, Injektion
Ruß, Teere und Öle	Arbeitsplatz, Umgebung	Lunge, Haut, Skrotum	Inhalation, kutan
Vinyl (chlorid)	Arbeitsplatz	Leber, Gehirn und Lunge	Inhalation, kutan

Diese Liste könnte man verlängern mit weiteren, mittlerweile als gefährlich oder verdächtig eingestuften Substanzen wie Nitrite, bestimmte Brom- und Borverbindungen, Nitrosamine, aromatische Amine, Benzopyren usw.

*Quelle: Centre International de Recherches sur le Cancer

Unsere DNS hat Millionen und Abermillionen von Basen, entsprechend den einzelnen Nucleotiden oder Kettengliedern, aus denen sie besteht. Es kommt vor, dass in einem Strang zwei, drei oder mehr aufeinander folgende Nucleotide die gleiche Base haben. In einem solchen Fall wird eine Veränderung manchmal nicht durch eine chemische Substanz hervorgerufen, sondern durch Strahlungsenergie. UV- und Röntgenstrahlen, ebenso wie die durch Kernenergie freigesetzten Strahlungen können zu chemischen Reaktionen zwischen zwei benachbarten Basen desselben Strangs führen. Eine häufige Erscheinung ist beispielsweise das Thymin-Dimer mit einer kovalenten Bindung zwischen zwei benachbarten Thyminbasen eines Strangs. Es kann verursacht sein durch übermäßiges Sonnenbaden, durch Röntgenstrahlen oder durch die Strahlung radioaktiver Elemente. Nicht wenige Kernforscher und Röntgenärzte sind, wie man heute weiß, an Krebs gestorben, bevor es einen Strahlenschutz in Form von Bleischürzen und Gummi- und Bleihandschuhen gab. Aber auch bei Fischern und anderen Personen, die durch ihre Arbeit gezwungen sind, viel an der Sonne zu sein, gibt es häufig Krebserkrankungen, besonders in Form von Haut- und Lippenkrebs. Eine Genmutation muss jedoch nicht zwangsläufig zu Krebs führen, da sie, wie oben beschrieben, rückgängig gemacht werden kann.

Auch Viren können einen Teil ihrer DNS in unsere Gene einschleusen und damit Mutationen auslösen. Es gibt sogar spezielle RNS-Viren, deren genetischer Code durch RNS gebildet ist und die solche Veränderungen mithilfe der kürzlich entdeckten reversen Transkriptase hervorrufen können. Die mit dem Nobelpreis ausgezeichneten Entdecker dieses Enzyms fanden heraus, dass es den normalen Informationsfluss von der DNS zur RNS umkehrt, sodass dann gilt: RNS $\rightarrow$ DNS. Es scheint, dass ein Zehntel aller Krebsfälle solchen Viren zuzuschreiben ist.

Auf eine weitere Möglichkeit der Veränderung einer DNS möchte ich ebenfalls noch hinweisen: Sie kann brechen. Die DNS ist ein Riesenmolekül, dem es seine Flexibilität erlaubt, sich je nach Erfordernis zusammen und wieder auseinander zu winden und seine beiden Stränge oder Ketten aufzutrennen. Diese Beweglichkeit erlangt es durch die Neutralisierung der zur Außenseite des Moleküls hin liegenden, negativ geladenen Phosphatgruppen mit Hilfe von positiver Ladung.

Nach innen gerichtet sind die Purin- und Pyrimidinbasen. Man könnte sich unseren genetischen Code wie eine Strickleiter vorstellen, gebildet durch parallele Stränge, die untereinander durch Basen verknüpft sind, entsprechend den Sprossen der Leiter. Diese Basenverbindungen öffnen und trennen sich immer dann, wenn die DNS Proteine oder Tochterzellen bildet. Entsteht eine m-RNS, dann spricht man von Transkription, handelt es sich um eine Verdoppelung, also die Bildung einer Tochterzelle, so heißt der Vorgang Replikation.

Die nach außen gerichteten Phosphatgruppen sind in den biologischen Flüssigkeiten vollständig ionisiert. Das bedeutet, dass ihre negative Ladung durch ‚Histone' genannte Proteine, bestimmte Amine, und durch zweiwertige metallische Elemente der Zelle, d.h. durch die Ionen von Mg++ und Ca++, neutralisiert wird. Kalzium ist ein Mineral, das vorwiegend in den extrazellulären Flüssigkeiten vorkommt, also in der Gehirn-Rückenmark-Flüssigkeit, im interstitiellen Plasma und im Blut, sodass für die Neutralisierung der Phosphatgruppe durch ein metallisches Element hauptsächlich Magnesium in Frage kommt.

Der genetische Code oder die DNS entrollt sich, sowohl bei der Transkription als auch bei der Replikation, mit einer Geschwindigkeit von 10.000 Windungen pro Minute. Wären die Phosphatgruppen nicht angemessen neutralisiert, so gäbe es starre Abschnitte. Beim Entrollen käme es immer dann zu elektrischen Abstoßungen, wenn sich gleiche, in diesem Fall negative Ladungen nahe kämen. Eine angemessene Magnesiumkonzentration in der Zelle ist deshalb ein außerordentlich wichtiger Faktor für die Flexibilität und damit die Stabilität unseres genetischen Codes.

Um es noch einmal kurz zu sagen: Es gibt Faktoren, die Mutationen in der DNS hervorrufen können; werden sie nicht ausgeschaltet, dann bilden sich veränderte Tochterzellen, die möglicherweise zur Ursache kanzeröser Tumore werden.

Faktoren, die Mutationen in der DNS hervorrufen können:

a) Krebs erregende Substanzen
b) Viren
c) Strahlungen
d) elektrische Effekte (Abstoßung von Gruppen mit gleicher Ladung im DNS-Molekül).

Unser Organismus ist gut darauf eingerichtet, einer möglichen Schädigung unseres genetischen Codes wirksam zu begegnen, vorausgesetzt, dass ein Strang der Doppelhelix intakt geblieben ist und dass die für die ‚Reparatur' zuständigen Enzyme die notwendigen Bedingungen vorfinden, die ihnen erlauben, aktiv zu werden. Eine der Bedingungen für die Bildung des neuen Strangs ist eine bestimmte Magnesiumkonzentration, ohne die die DNS-Polymerase und die DNS-Ligase nicht wirken können.

Faktoren, die die DNS-Stabilität beeinflussen:

a) zweiwertige Kationen, besonders Mg++
b) bestimmte Enzyme (Endonuclease, DNS-Polymerase und DNS-Ligase)
c) bestimmte Proteine, die Histone, und bestimmte Amine: Sie gewährleisten zusammen mit den Ionen Mg++ die notwendige Flexibilität, damit Transkription und Replikation des genetischen Codes ohne Brüche beim Entrollen der DNS erfolgen können.

Bildung mutanter Zellen

Die ‚Reparatur' der DNS wird unmöglich, wenn die Veränderung des genetischen Codes zwei sich im Gen gegenübersitzende Nucleotide betrifft, d.h. gleichzeitig Adenin und Thymin oder Guanin und Zytosin. Wenn sich dann die DNS zur Bildung einer Tochterzelle verdoppelt, hat die neue Zelle ein anderes Genom als die Mutterzelle, ist also eine mutante Zelle. Ist die eingetretene Veränderung nicht sehr groß, fügen sich diese Zellen in die Gewebe ein und übernehmen dort die entsprechenden Aufgaben. Bei einer beträchtlichen Veränderung dagegen sind mehrere Reaktionen möglich:

a) Die Proteine der Zellmembran, die den Leukozyten die Identifizierung als körpereigen oder körperfremd erlauben, werden als andersartig erkannt. In diesem Fall setzt zu ihrer Abwehr die Reaktion der Immunantwort ein, deren Vorhut die NK-Lymphozyten (engl. natural killer) sind. Diese haben nach den neuesten wissenschaftlichen Erkenntnissen die Fähigkeit, jede beliebige Zelle als körpereigen oder körperfremd zu erkennen und die körperfremden zu vernichten. Im nächsten Stadium treten kompliziertere Abwehrmechanismen mit anderen Lymphozyten in Aktion, wie den B-Lymphozyten oder den T-Lymphozyten, die eine Beziehung zur Thymusdrüse haben.
In-vitro-Versuche haben ergeben, dass die K-Lymphozyten sich sofort auf die Krebszellen einer anderen Person stürzen, ohne sich Zeit nehmen zu müssen, um die Antigene dieser Zellen zu bestimmen und geeignete Antikörper für ihre Neutralisierung zu bilden.
Sowohl Lymphozyten als auch Antikörper bestehen aus Proteinen. Damit daher bei einer eventuellen Bildung und Verbreitung atypischer Zellen sofort die Mechanismen der Immunantwort in Aktion treten können, müssen entsprechend schnell Proteine gebildet werden. Deshalb sei auch hier wieder an die unerlässli-

che Rolle des Magnesiums, sowohl in drei von vier Stadien der Bildung der m-RNS als auch bei der Proteinsynthese und bei der Stabilisierung der Ribosomen erinnert.

b) Aus irgendeinem Grund kann es auch vorkommen, dass die Immunabwehr nicht mit der notwendigen Schnelligkeit und Wirksamkeit zur Zerstörung der ersten Krebszellen führt. Dann entwickeln sich diese weiter und bilden einen Tumor.
   Charakteristisch für die Tumorzellen ist der Verlust der Kontaktinhibition, durch die bei normalen Zellen ein Ende der Zellteilung vorprogrammiert ist. Die atypischen Zellen dagegen wachsen zu irregulären Zellhaufen an, bisweilen mit einer Geschwindigkeit wie bei der Vermehrung des Fetalgewebes. Das lässt vermuten, dass zu den Änderungen in der DNS auch eine Entblockierung der Gene gehört, die im Fetus eine schnelle Gewebebildung durch Mitose (Zellvermehrung) bewirken. Bekanntlich ist hier die Geschwindigkeit sehr viel größer als bei der Gewebebildung beim Erwachsenen.

Eine Aktivierung dieser Gene, die die Zellen bei ihrer schnellen Verdoppelung steuern, kann meiner Ansicht nach auf zweierlei Art hervorgerufen werden:

1. Die Krebs erregende Substanz, die mit den Basen eine kovalente Bindung eingeht, aktiviert – vielleicht aufgrund ihrer Größe oder auf chemische Weise – diejenigen Gene, die bei Erwachsenen ‚stumm' bleiben müssen.
2. Auf die Wirkung der Krebs erregenden Substanz, die zur Veränderung in der DNS geführt hat, folgt die Wirkung einer kokarzinogenen Substanz, die nicht selbst Krebs erregend ist, aber eine schnelle Vermehrung der veränderten Zellen fördert. Solche Substanzen sind z.B. die Phorbole im Krotonöl, die die Zellen dazu anregen, sich schnell zu vermehren und Tumore zu bilden. Sie können aber erst nach dem Auftreten eines Krebserregers aktiv werden. Wird beispielsweise bei einem Versuchstier

das Krotonöl auf die Haut aufgetragen, bewirkt es nur eine Entzündung. Wurde das Tier dagegen zuvor mit Krebs erregenden Kohlenwasserstoffen behandelt, dann entwickelt sich sehr rasch ein Hauttumor. Solche die Tumorbildung fördernden Substanzen nennt man Kokarzinogene.

In meiner unmittelbaren Nachbarschaft konnte ich die Entwicklung eines Primärtumors der Lunge verfolgen. Nach wenigen Monaten waren Kopf, Bauch und Arterien des Kranken voller Wucherungen und er litt unter den entsprechenden Obstruktionen. Ganz offensichtlich war die Bildung der atypischen Zellen in diesem Fall begleitet von dem Befehl des Genoms zu äußerst schneller Reproduktion, d.h., Fetalgene waren aktiviert worden. In der Umgangssprache werden solche Tumore bei uns manchmal weibliche Tumore genannt, weil sie ‚Junge werfen'. Dass es bei einem Lungenkrebs zu zahlreichen Beschädigungen der DNS der Zellen kommt, ist nicht weiter verwunderlich, denn im Tabakrauch hat man nicht weniger als 32 Substanzen festgestellt, die im genetischen Code Veränderungen hervorrufen können. Bei einem leidenschaftlichen Raucher wird es deshalb eine Vielzahl von beschädigten Genen geben, die ständig neuen Angriffen ausgesetzt sind.

Im Gegensatz zu diesem Fall von Lungenkrebs wurde in meiner Familie eine Person 84 Jahre alt, obwohl man bei ihr schon im Alter von vierzig Jahren einen Tumor entdeckt hatte. Der Arzt war gegen eine Operation gewesen und der Patient hatte noch über vierzig Jahre ganz normal weiter gelebt; das entsprach der Hälfte seines ganzen Lebens. Natürlich war dieser Tumor ‚kontrolliert', entweder durch das System der Immunabwehr oder weil sich die mutanten Zellen mit sozusagen normaler Geschwindigkeit vermehrten. Der Tumor hatte im Unterleib Platz, ohne ein wichtiges Organ zu beeinträchtigen; auch bildete er keine neuen, wuchernden Geschwülste. Sicherlich waren die Tumorzellen auch in diesem Fall atypisch, aber die Fetalgene waren blockiert – bis die Person über achtzig Jahre alt war. Dann begann der Tumor sehr schnell zu wachsen und befiel auch die nächsten Organe. In diesem Stadium wurden wahrscheinlich diejenigen Gene aktiviert, die wiederholte Mytosen, d.h. eine schnelle Zellvermehrung, bewirken.

Es ist eine schwer wiegende Tatsache, dass sich ein Tumor erst dann diagnostizieren lässt, wenn er auf ungefähr eine Milliarde Zellen angewachsen ist. Unser Immunsystem kann anscheinend nur etwa 2000 Krebszellen am Tag zerstören, d.h., das Problem ist dann noch nicht klinisch geworden. Die bekanntesten Krebsforscher der Welt betrachten deshalb die Vorbeugung als die wirksamste Waffe im Kampf gegen diese Krankheit, der noch mit keinem Mittel absolut wirksam beizukommen ist. Die Chirurgie führt in einigen Fällen zu sehr zweifelhaften Ergebnissen: Zuweilen beschleunigt ein Eingriff sogar die Verschleppung der Krebszellen. Strahlenbehandlung und Chemotherapie haben in vielen Fällen zu allgemein befriedigenden Ergebnissen geführt. Die wichtigste Empfehlung der Wissenschaftler aus aller Welt war, die Vorbeugung zu fördern. Viele Krebs erregende Substanzen sind mittlerweile genau bekannt. Man konnte also in groben Zägen aufzeigen, in welche Richtung der Kampf gegen den Krebs weitergeführt werden muss. So sind Rauchen, Alkohol, übermäßiges Sonnenbaden, der Genuss verfeinerter Nahrungsmittel mit künstlichen Farbstoffen oder der Aufenthalt in kontaminierter Umgebung Faktoren, die Krebs erregend wirken und so zum Tod führen können.

Bei der Erstellung eines Atlanten über das weltweite Vorkommen von Krebserkrankungen ist man auf einige merkwürdige Fakten gestoßen. Wie zu erwarten, gibt es auf dieser Karte schwarze Flecken, die mit Erdölvorkommen und großen Chemiekomplexen zusammenfallen. Aber ohne ersichtlichen Grund registriert man in den nordamerikanischen Ölfeldern mehr Krebsfälle als in denen von Kuwait oder Arabien. Ebenso ist die Krebsrate in den chemisch pharmazeutischen Anlagen in Deutschland höher als in Holland.

Welchen Grund gibt es wohl dafür, dass die Abwehrsysteme der arabischen oder holländischen Arbeiter besser und schneller auf die Gefahren ihrer Umwelt reagieren als die ihrer nordamerikanischen oder deutschen Kollegen? Ich vermute, dass wir den Grund in der Ernährung finden. Zweifellos fehlt bei der Ernährung der Nordamerikaner und der Deutschen etwas gegenüber der der beiden anderen Gruppen. Würde man den Magnesiumgehalt der jeweiligen Nahrung genau bestimmen, so wäre er nach meiner Überzeugung sicher größer bei den Arabern und den Holländern. Ich will erklären warum.

Die deutsche und die nordamerikanische Landwirtschaft sind beide hoch entwickelt und beide haben wohl früh mit dem Einsatz großer Mengen chemischer Düngemittel begonnen. Damit haben sie ein Ungleichgewicht in den Böden verursacht. Demgegenüber ist eine Eigentümlichkeit der holländischen Landwirtschaft, dass ein großer Teil des landwirtschaftlich genutzten Bodens aus so genannten Poldern besteht, also Gebieten, die dem Meer abgewonnen und trockengelegt wurden. Abgesehen davon, dass das Meerwasser etwa 1 % Magnesium enthält, gibt es dort Schalen von Foraminiferen, Echinodermen und Krustazeen, die zu etwa 10 % aus Magnesiumkarbonat bestehen – einige Kalkalgen sogar bis zu 25 %. Daraus kann man ableiten, dass die Ernährung der Holländer wohl magnesiumreicher ist als die der Deutschen. Auch die Datteln, die für die Araber ein wichtiges Nahrungsmittel sind, haben einen außerordentlich hohen Magnesiumgehalt, vor allem, wenn sie aus Gegenden stammen, in denen das natürliche Gleichgewicht noch nicht durch Kunstdünger gestört wurde.

Was ich bis jetzt ausgeführt habe, stimmt genau überein mit Erklärungen der berühmtesten Forscher und Krebsspezialisten der Welt. Einer von ihnen, Howard Temin, der zusammen mit Baltimore und Dulbecco den Nobelpreis für seine Arbeiten auf dem Gebiet der Tumorvirologie und für die Entdeckung der reversen Transkriptase* erhielt, bestätigte in einem Interview, dass es sich bei

* Wie schon erwähnt, erlaubt dieses Enzym den RNS-Viren die Bildung von DNS, die in die Zell-DNS eingeschleust wird und deren Mutation verursacht.

Krebs im Grunde um eine Störung der genetischen Information handelt, ausgelöst durch die bekannten kanzerogenen Agenzien, einschließlich der Viren, oder durch Einwirkungen elektrischer Art. Im Grunde entspricht diese Aussage meiner Hypothese, dass ein Defizit am Ion Mg++ in der Zellflüssigkeit eine gewisse Starrheit der DNS bewirkt und dass die mangelnde Flexibilität des Moleküls dann möglicherweise zu einem Bruch führt, der zum Auslöser von Mutationen werden kann.

Ebenso kann eine mangelhafte Reaktion des Enzymsystems, das normalerweise imstande ist, Schäden an unserem genetischen Code zu beseitigen, für Mutationen und damit Krebs verantwortlich sein. Wieder werden wir an die bedeutsame Rolle erinnert, die das Magnesium beim Einsatz der DNS-Polymerase und der DNS-Ligase spielt.

Prof. Luc Montagnier, Chef der onkologischen Abteilung des Pasteur-Instituts, erklärte in einem anderen Interview hinsichtlich der Bedeutung von Viren für Krebserkrankungen, dass seiner Meinung nach bei den meisten dieser Fälle noch andere Faktoren ausschlaggebend seien, wie chemische Substanzen, Ernährung, Hormonstörungen, andauernde Einwirkung von Risikofaktoren und Schwächung des Immunsystems.

Leon Schwartzenberg, ein anderer französischer Krebsspezialist, äußerte zu diesem letzten Punkt etwas Ähnliches. Auf die Frage eines Journalisten: ‚Stimmt es, dass wir alle irgendwann einmal einen kleinen Krebs haben?' antwortete er: ‚Das vermuten in der Tat viele Krebsforscher. Aber der menschliche Organismus ist sehr gut orientiert und verfolgt die gestörten Zellen. Die Kapazität unseres Immunsystems würde ausreichen, um bis zu 2000 Krebszellen am Tag zu zerstören.' Und er fügte hinzu: ‚Erst wenn diese Abwehr aus noch zu untersuchenden Gründen ins Wanken gerät, bildet sich das Krebsgeschwür.'

Hier stellt sich die Frage, ob es nicht schon genügend gesicherte Daten gibt, die den Schluss zulassen, dass das ernährungsbedingte Magnesiumdefizit einer der eindeutigsten und einsichtigsten Gründe für das Versagen unserer Abwehrkräfte ist. Wir kennen zur Genüge die fundamentale Rolle des Magnesiums bei der Bildung der Proteine, also auch der Antikörper und der Lymphozyten. Die zur ‚Reparatur' der beschädigten DNS nötigen Magnesiumkonzentrationen sind genauestens bestimmt. Was muss noch geschehen? Endlich sollte weltweit und offiziell klargestellt werden, dass einer der entscheidendsten Faktoren für die Stabilität des genetischen Codes, für die Möglichkeit seiner Wiederherstellung und für die Abwehr atypischer Zellen dieses Mineral ist, das sich in immer geringeren Mengen in den landwirtschaftlich genutzten Böden und damit in der Nahrung findet.

Politiker und Wissenschaftler weisen immer wieder auf die entscheidende Bedeutung der Ernährung für die Zunahme der Krebserkrankungen hin. Im Folgenden einige Punkte, an die hier zu erinnern ist.

a) Mangel an Rohfasern. Der Mangel an Rohfasern bewirkt, dass der Stuhl mehrere Tage im Darm verweilt, wodurch sich die Bakterien vermehren und die Bildung giftiger Stoffe begünstigt wird. Außerdem trocknet der Darminhalt aus. Für die Ausscheidung dieser Exkremente muss manchmal mit Abführmitteln ein peristaltischer Druck erzeugt werden, der bisweilen neunmal größer ist als der normale, der 10 mm Hg oder 13,6 g/cm2 entspricht. Mit einigen Abführmitteln kann man Drücke von 90 mm Hg erreichen. Es ist einleuchtend, dass eine so starke Peristaltik die Darmfasern schädigen muss. Zusammen mit der oben genannten Vermehrung von Bakterien und der Bildung giftiger Stoffe bietet dies eine Erklärung für das häufigere Auftreten von Dickdarmkrebs in Gegenden, in denen vorwiegend weißes Mehl konsumiert wird, gegenüber anderen, in denen sich die Bevölkerung hauptsächlich von Vollkorngetreide ernährt. In der Schale des Vollkorngetreides steckt auch die größte Menge an Magnesium, Eisen und Vitaminen des B-Komplexes. Diese Zusammenhänge sind ja mittlerweile einem Großteil der Bevölkerung bekannt.

b) Verwendung von Farbstoffen. Nach Angaben, die in einer französischen wissenschaftlichen Zeitschrift veröffentlicht wurden, können vor allem rote Farbstoffe Ursache kanzeröser Veränderungen sein.
c) Magnesiummangel in der heutigen Ernährung. Dieser Punkt wurde schon ausführlich behandelt.

Die wirksamste und stärkste Waffe im Kampf gegen die Krankheit Krebs ist die Vorbeugung. Man sollte also Brot und Gebäck aus Vollkorngetreide bevorzugen, faserreiche Gemüse essen und Nahrungsmittel mit Farbstoffen meiden, die ein ganz überflüssiger Zusatz sind. Auch sollte man magnesiumreiche Nahrungsmittel auf den Speiseplan setzen: Soja, Kakao, Mandeln, Hasel-, Wal- und Erdnüsse, Hülsenfrüchte, Kürbis, getrocknete Feigen usw. Haben sich allerdings als Folge eines Magnesiumsdefizits Beschwerden eingestellt, wie sie im Verlauf dieses Buches beschrieben wurden, muss man zusätzlich Magnesiumsalze einnehmen.

Hier stellt sich die Frage, ob eine ausreichende Magnesiumversorgung, entweder durch den Verzehr magnesiumreicher Lebensmittel oder durch die zusätzliche Einnahme von Magnesiumsalzen, eine Garantie gegen den Krebstod ist. Das lässt sich so nicht sagen, aber man kann statistisch belegen, dass, verglichen mit ungenügender Magnesiumzufuhr, die Zahl der Krebsfälle bei einer ausreichend mit Magnesium versorgten Bevölkerung bis auf ein Fünftel abnehmen kann. Das heißt, dass wir für eine solche Aussage ein weiteres Mittel einsetzen müssen, das die Krebsforscher empfehlen, nämlich die Statistik. Die Kombination von Vorbeugung und Statistik hat sich als die beste Waffe im Kampf gegen den Krebs erwiesen; deshalb müssen wir sie nützen.

Wenn jemand also ausreichend Magnesium zu sich nimmt, kann man nicht feststellen, ob dadurch eine Krebserkrankung verhindert oder eine bösartige Geschwulst in der ersten Phase geheilt wird. Nur auf statistischer Ebene wird man Wirkungen bemerken. Aber es wäre schon sehr befriedigend, den Rückgang einer schlimmen und gefürchteten Krankheit an den Zahlen der Statistik erkennen zu können – eine Sache, die jede Anstrengung lohnt.

Manchmal hört man, verdrießliche und ängstliche Menschen seien anfälliger für Krebs. Das stimmt. Aus meiner Sicht lässt sich das so erklären, dass bestimmte psychische Probleme und die Katecholaminausschüttungen einen Magnesiumverlust durch den Urin verursachen, also ein stressbedingtes, sekundäres Magnesiumdefizit hervorrufen. Die Abnahme des Magnesiums im Organismus hat zur Folge, dass in Zellflüssigkeit und Blut nicht die optimale Magnesiumkonzentration besteht, die notwendig ist, um Beschädigungen der DNS zu beseitigen oder rasch Lymphozyten zu bilden, denen die Zerstörung der ersten sich bildenden atypischen Zellen obliegt. Die ängstlichen und depressiven Menschen verlieren tatsächlich viel Magnesium durch den Urin. Deshalb ist es wichtig, dass sie durch die Einnahme von Magnesiumsalzen den Verlust in ihren biologischen Flüssigkeiten ausgleichen.

Magnesium, Tumore und Warzen

In meiner Familie konnte ich beobachten, wie dank der Anreicherung der Nahrung mit Magnesiumsalzen Tumore oder kalte Zysten in der Brust verschwanden. Bei einer 19-jährigen jungen Frau mit schmerzhafter und unregelmäßiger Monatsblutung hatten sich mehrere Zysten oder kleine Tumore in der Brust gebildet. Zwei Jahre lang wurde sie mit verschiedenen Medikamenten behandelt, ohne jeden Erfolg. Die meisten wirkten sich sogar schädlich aus, weil sie Beschwerden wie Allergien und Ausschläge verursachten. Schließlich wurden die Geschwülste durch einen chirurgischen Eingriff entfernt.

Etwa drei Monate später waren wieder mehrere neue, stark entzündete Zysten da. Der fachlich und menschlich hoch qualifizierte Arzt, der die erste Operation durchgeführt hatte, riet dazu, die Brust beidseitig abnehmen zu lassen. Seiner Meinung nach war nicht vorauszusehen, ob die nach der Analyse zwar gutartigen Zysten nicht eines Tages zu bösartigen Tumoren entarten würden. Da er in den Urlaub fuhr, wurde der Termin für die Operation auf sechs Wochen später festgelegt.

In der Zwischenzeit fing ich mit einer Magnesiumbehandlung an. Bis dahin hatte die Patientin keinerlei Neigung gezeigt, meine Ratschläge zu befolgen. Es schien ihr unmöglich, dass eine so einfache Behandlung etwas erreichen könnte, was modernste Medikamente und Skalpell nicht vermocht hatten.

Innerhalb von vier Wochen verschwanden alle Knoten, die Operation erübrigte sich. Weitere Untersuchungen – ein paar Monate und zwei Jahre später – zeigten keine Spur mehr von diesen oder neuen Zysten. Auch rheumatische Anfälle, unter denen die junge Frau oft gelitten hatte, verschwanden vollständig.

Bei mehreren anderen Personen sind Zysten, auch in der Gebärmutter, durch die Behandlung mit Magnesium ebenfalls zurückgegangen oder verschwunden, in einem Fall sogar nach dreißig Jahren.

Dr. Pedro Pons, ein bekannter, mittlerweile verstorbener Internist aus Barcelona, berichtete von seiner Erfahrung, dass auch Warzen durch die Behandlung mit Magnesiumsalzen verschwinden. Eine Frau aus Pamplona schrieb gleichfalls, dass ihre Warzen verschwanden, als sie wegen einer Arthrose begann, Magnesiumsalze einzunehmen.

Magnesium und Prostata

Besonders in Frankreich ist die Behandlung der Prostataentzündung mit Magnesiumsalzen sehr häufig. Bei vielen Männern ist dank dieses Minerals eine Operation unnötig geworden.

Magnesium und Blasenentzündung

Auch im Fall von wiederholt auftretenden Blasenentzündungen hat man durch eine von Kräutertees mit antiseptischer, harntreibender und reinigender Wirkung unterstützte Behandlung mit Magnesiumsalzen überraschend schnelle und gute Ergebnisse erzielt.

Magnesium und Viehhaltung

Das Vieh hat die gleichen Beschwerden wie der Mensch, wenn sein Futter von Böden stammt, auf denen der gewöhnlich empfohlene Kunstdünger verwendet wird. Es ist dann anfällig für Infektionen. Krankheiten, die früher epidemisch auftraten, sind heute an der Tagesordnung. Wahre Medikamentenarsenale stehen bereit, um Mastitis bei Kühen, Kälberdurchfall und andere Infektionskrankheiten in Schach zu halten.

Auch das Knochengerüst ist betroffen. Für jeden erkennbar hat sich z.B. das Aussehen der Geflügelknochen total gewandelt. Früher, sagen wir vor etwa 40 Jahren, waren sie glatt und hatten eine kompakte, weiße, buntschillernde Oberfläche. Heute sind sie graubraun, porös, rau. Man sieht, dass die Tiere leicht bluten. Blutergüsse und Blutflecken an allen möglichen Körperstellen sind Anzeichen für den Magnesiummangel, mit dem sie zwar leben können, aber häufig ist ihr Zustand kritisch. Knochen und Gelenke sind am meisten betroffen, weil die Magnesiumkonzentration in der Knochenhaut am größten ist (oder sein sollte).

Auch beim Rindvieh gibt es Probleme. Kampfstiere stürzen in der Arena, weil sie Arthrose und Arthritis haben – wie die Menschen. Bei den Milchkühen gibt es oft schon nach dem fünften Kalb Schwierigkeiten mit dem Knochengerüst, wie Schwellungen der Knie oder Ergüsse in den Gelenken. Ebenso kann man verfolgen, wie der Proteingehalt der Milch abnimmt.

Übliche, aber falsche Vorstellungen über das Magnesium

Hinsichtlich des Magnesiums kann man immer wieder einer Reihe von unklaren Sachverhalten und schwer wiegenden Irrtümern begegnen, die von den landwirtschaftlich genutzten Flächen bis zur Biochemie reichen und teilweise von berühmten Wissenschaftlern und Ärzten vertreten werden. Es ist wohl der Mühe wert, noch einmal mit allem Nachdruck zu versuchen, die fehlerhaften Auffassungen richtig zu stellen.

Irrtum 1

Etwa so oder ähnlich kann man heute noch in Büchern über Fragen der Düngung lesen: ‚Im Allgemeinen sind alle Böden reich an Magnesium. Über die Düngung mit Mist gelangt das von den Pflanzen absorbierte Element wieder in den Boden zurück.'

– Nicht alle Böden sind reich an Magnesium. Auch diejenigen, die es ursprünglich in nennenswertem Umfang waren, sind im Lauf der Zeit verarmt, weil heute die durch Kunstdünger erzielten großen Ernten die Böden viel stärker auslaugen als früher. Auch der Mist gibt dem Boden das Magnesium nicht in ausreichendem Umfang zurück, da schon die Futterpflanzen arm an Magnesium sind.

Selbst wenn genügend Magnesium im Boden vorhanden ist, behindern kaliumreiche Dünger die Magnesiumresorption wegen des Kalium-Magnesium-Antagonismus, d.h., weil die Pflanzen das Kalium leichter aufnehmen. Bei sehr kalkreichen Böden gibt es entsprechend einen Kalzium-Magnesium-Antagonismus.

Irrtum 2

In einem Teil der Ernährungsliteratur wird die These vertreten: ‚Eine ausgewogene Ernährung deckt den Magnesiumbedarf in ausreichendem Maß.'

– Das stimmt so nicht. Es wird sogar immer unwahrscheinlicher, dass die Nahrungsmittel die theoretisch möglichen Magnesiummengen enthalten. Die Ursache liegt bei der beschriebenen Verarmung der Böden an Magnesium und bei dem durch stark kaliumhaltige Dünger verursachten Kationenungleichgewicht in eben diesen Böden. Außerdem büßt die Nahrung auch noch durch die Verwendung von weißem Mehl und raffiniertem Salz Magnesium ein.

Irrtum 3

‚Die Pflanzen brauchen das Magnesium vor allem für die Bildung von Chlorophyll.'

– Das ist unrichtig. Nur ein bis fünf Prozent des Magnesiums in der Pflanze dienen der Bildung des grünen Farbstoffs. Den erwähnten Irrtum kann man in Chemiebüchern und solchen über Landwirtschaft lesen. Folglich sagte mir ein bedeutender Biochemiker: ‚Wie können Sie bei der schönen grünen Farbe dieser Kulturen behaupten, dass sie ein Magnesiumdefizit haben?' Ich musste ihm erklären, dass nur ein kleiner Prozentsatz des Magnesiums für die Bildung des Chlorophyll-Porphyrins verwendet wird, der größte Teil des Magnesiums in der Pflanze aber, entgegen einer weit verbreiteten Meinung, in ionischer Form vorliegt oder mit Molekülen wie ATP Komplexe bildet.

Irrtum 4

‚Wir nehmen das Magnesium hauptsächlich mit den grünen Teilen der Pflanzen zu uns, also vor allem, wenn wir Spinat, Kohl, Kopfsalat und andere Gemüse essen.' Diesen Satz hörte ich aus dem Mund des schon erwähnten Biochemikers und etwas Ähnliches las ich auch in irgendeinem Buch über Ernährung und in einem anderen über Hormone.

– Tatsächlich nehmen wir das Magnesium hauptsächlich mit den Samen zu uns, also mit Soja, Kakao, Mandeln, Hasel- und Erdnüssen, Hülsenfrüchten und Vollkorngetreide und mit einigen Früchten, wie Datteln und getrockneten Feigen.

Angaben über den Magnesiumgehalt der Nahrungsmittel sind in einer Liste auf Seite 38 – 39 enthalten.

Irrtum 5

‚Der Magnesiumbedarf beim Menschen liegt zwischen 3 mg und 4 mg pro kg Körpergewicht.' In der medizinischen Literatur und in Büchern über Ernährungsfragen ist Derartiges zu lesen.

– Es wurde nachgewiesen, dass der Magnesiumbedarf bei Erwachsenen tatsächlich zwischen 7 mg und 10 mg liegt, bei schwangeren und stillenden Frauen aber bis zu 15 mg ansteigt. In den Phasen schnellen Wachstums bei Kindern und Jugendlichen kann der tägliche Bedarf 15–30 mg pro kg Körpergewicht erreichen (nach Mildred S. Seelig, Blommfield, New Jersey, USA). Die 300–400 mg, die ein Erwachsener angeblich täglich zu sich nehmen soll, werden also zu 700–800 mg. Wie man sieht, besteht eine starke Diskrepanz zwischen dem tatsächlichen Bedarf und dem, was Ärzte und Ernährungswissenschaftler normalerweise für notwendig halten.

Irrtum 6

Es ist schon mehrmals vorgekommen, dass ich jemandem empfohlen habe, gegen bestimmte Beschwerden Magnesium zu nehmen, und dann ein Apotheker oder Arzt sagte: ‚Magnesium ist schlecht für die Nieren.'

– Jedes Übermaß, ob an Salz, an Vitaminen (die man in weit größeren Mengen gibt als notwendig), an Kalzium, an Kalium usw., ist nicht gut für die Nieren.

Magnesium soll aber in der erforderlichen Menge eingenommen werden, um das Defizit in der heutigen Ernährung auszugleichen. Nach Durlach liegt nämlich der Grund für das primäre Magnesiumdefizit in dem entsprechenden Mangel der heutigen Ernährung (Vittel, 1974). Gerade der Frage, woher dieser Mangel kommt, bin ich in diesem Buch nachgegangen.

Weiter sagt Durlach bezüglich der Kontraindikationen bei einer Magnesiumbehandlung, wörtlich:

– Eine palliative Behandlung eines Defizits kennt theoretisch keine Kontraindikation.

Bei bestimmten Umständen ist allerdings besondere Vorsicht geboten:

a) Eine Infektion mit Phosphaturie im Harn soll vor einer Magnesiumsbehandlung abgeklungen sein.
b) Das Vorhandensein einer Myasthenie macht eine besonders genaue Dosierung notwendig, denn jedes Übermaß an Magnesium würde zu gefährlichen Anhebungen führen, für die die Gegenmittel Kalzium und Prostigmin wären.
c) Die Niereninsuffizienz, denn sie stellt den Hauptgrund für die Magnesiumretention dar. Das einzige Vorkommnis in der Praxis wäre, dass eine unvernünftige Magnesiumtherapie zu Symptomen einer Magnesiumkumulation führen würde.

Trotzdem ist gerade das Magnesiumdefizit oder ein zugunsten des Kalziums verändertes Kalzium/Magnesium-Verhältnis die Ursache für die Bildung von Oxalatsteinen in den Nieren.

Zusammenfassung der Symptome bei Magnesiummangel

Neuromuskuläre Beschwerden (Durlach, Cordier, Herotte) (Frankreich)
Ängstliche Übererregbarkeit, Druck- und Spannungsgefühl in der Brust, Ermüdung der Stimme, Thoraxbeklemmung, Atemnot, Zittern, nervöse Krisen, allgemeine Kopfschmerzen und solche besonders im Nackenbereich, Schwindel, Schlaflosigkeit, Kreislaufbeschwerden mit und ohne Bewusstlosigkeit, Asthenie, Ermüdung der Augen.
Außerdem Kribbelgefühl, Konvulsionen, Hautjuckreiz, Krämpfe, Schmerzen im Bereich der Wirbelsäule, Muskelschmerzen, Tetanie und tetanoide Anfälle.

Kreislaufbeschwerden

Herzklopfen, Schmerzen in der Herzgegend, Extrasystolen und Thrombosen, Bluthochdruck.

Verdauungsbeschwerden

Gallenbeschwerden, Leberfunktionsstörungen, Verringerung der Zellzahl der Magen- und Darmschleimhaut, epigastrische Krämpfe, Gasbildung im Magen, spastisches Kolon, Blähsucht.

Beschwerden der Atmungsorgane

Asthmaähnliche Atembeschwerden, bestimmte Arten von Bronchialasthma und tetanisches Pseudoasthma.

Allergische Beschwerden

Migräne, Asthma, allergische Rhinitis, Juckreiz und Ekzeme. (Die Magnesiumtherapie hat in solchen Fällen nicht immer eine sichere Wirkung, zuweilen sind die Ergebnisse aber nach kurzer Zeit schon spektakulär und auch von Dauer.)

Skelettbeschwerden und Kalziumregulationsstörungen

Mangelnde Kalzifizierung der Knochen, Arthrose; Verkalkung der Arterien, Lungen und Nieren.

Weitere Symptome

Brüchige Nägel mit Neigung zum Splittern, brüchige Haare, starker Haarausfall, Bildung von Zahnkaries, ungenügende Zahnschmelzbildung, durchsichtiges Zahnfleisch, Glaskörpertrübung, Potenzstörungen, Funktionsstörungen des Blasenschließmuskels mit unkontrolliertem Harnverlust, Prostataentzündungen.

Außerdem kann das Magnesium zusammen mit dem entsprechenden Element Heilung bringen bei bestimmten Arten von Hypokalzämie, Hypokaliämie (Kaliummangel) und Phospaturie (Phosphatverlust durch den Harn). In letzterem Fall muss geprüft werden, ob eine Nierenfunktionsstörung vorliegt, welche zunächst behandelt werden muss. Es ist auch bei Oxalatsteinen indiziert.

Sekundäres Magnesiumdefizit

Bestimmte nervöse Beschwerden oder Darmstörungen können einen Sekundärmangel hervorrufen: mangelhafte Bildung von Neurotransmittern, welche zu nervöser Erregbarkeit führt; Zöliakie, Dünndarmresektionen, Kolitis und chronische Enterokolitis, Geschwüre und auch eine durch Abführmittel hervorgerufene Darmwandveränderung.

Auch Unterernährung, Pankreatitis und chronischer Alkoholismus können die Ursache für Magnesiummangel sein.

Es ist auch darauf hinzuweisen, dass jeder Stress einen Magnesiumverlust durch den Harn hervorruft, besonders bei nervöser Überanstrengung und emotionellen Schockerlebnissen. Ängstliche, depressive und hysterische Neurotiker können als Folge ihres Nervenleidens Magnesium verlieren. Unter den Psychotikern haben Melancholiker und Depressive einen größeren Verlust als manisch Kranke oder Schizophrene.

Vergiftungen durch Alkohol, Morphium, Beruhigungsmittel und Barbiturate gehen mit einem Sekundärmagnesiumdefizit einher; das Gleiche gilt für Blei-, Mangan- und Berryliumvergiftungen und vielleicht für die Fluorose, ebenso für die Hyperkalzämie.

Auch viele Diätformen führen zu einem Sekundärdefizit, weil sie mit mangelhafter Zufuhr bestimmter Stoffe verbunden sind, z.B. die eiweißreiche, die kalorienarme oder die kohlenhydratreiche Diät und die Fastenkuren.

In der ärztlichen Literatur der Vergangenheit und Gegenwart findet man Studien über die Wirkung bestimmter Medikamente auf das Ansteigen der Magnesiurie sowie auf den synergistischen Effekt von Magnesium und bestimmten Anästhetika, Analgetika, Sedativa und Tranquilizer, Antikonvulsiva usw. Dies könnte zu dem Versuch Anlass geben, diesen Medikamenten Magnesium hinzuzufügen, um ihre Dosis zu verringern.

Kontrazeptiva (Pille) führen anscheinend zu einer Verringerung des verfügbaren Magnesiums. In Frankreich gibt es viele Ärzte, die beim Verschreiben der Pille dazu raten, Magnesium einzunehmen, um Thrombosen und anderen Problemen vorzubeugen.